歯科衛生士・歯科技工士になるには

なるにはBOOKS 47

宇田川廣美　著

ぺりかん社

はじめに

歯科衛生士や歯科技工士の仕事は、人びとのお口の健康にたずさわるものです。本文でも触《ふ》れていますが、お口の病気のひとつである歯周病（歯茎《はぐき》や歯を支えている骨におこる病気）は全身の健康に影響《えいきょう》を与えることがわかってきました。たとえば、歯周病がある人は心臓病や肺炎を起こす危険性が高くなると言われています。逆に、糖尿《とうにょう》病や骨が弱くなる骨粗《こつそ》しょう症《しょう》という病気の人は歯周病になりやすいと言われています。このように、お口の健康と全身の健康は、おたがいに関係し合い、大きな影響《えいきょう》を与え合っていることから、全身の健康管理の観点からもお口の健康を保つ必要性が高く注目されるようになってきました。また、高齢《こうれい》化が進むなか、義歯（入れ歯）やインプラントといったお口の機能を保つための治療《ちりょう》法の需要《じゅよう》も高まっています。このことから歯科衛生士や歯科技工士の需要《じゅよう》はどんどん伸《の》びており、活動の場所も広がっています。

この本を手に取った方の多くは、ご自分の進路の選択肢《せんたくし》のひとつとして、歯科衛生士や歯科技工士になることを考えているのではないでしょうか。これらの仕事にたずさわることとは「医療《いりょう》」という大きな枠《わく》の中で働くことになります。

一般《いっぱん》的に医療《いりょう》にたずさわる仕事は、生涯《しょうがい》を通して働き続けることができる安定した仕事だと言われています。それは赤ちゃんからお年寄りまで、あらゆる人びとにとって医療《いりょう》は欠かせないものであり、常に人びとから必要とされているためです。

そして、医療《いりょう》にたずさわる人の一つひとつの行為は、医療《いりょう》を受ける患者《かんじゃ》の日常生活や健康、そして何よりも生命に大きな影響《えいきょう》を与えます。それだけに確かな知識に裏打ちされた根拠のある行為・行動が求められる重要な仕事です。

歯科衛生士も歯科技工士も、いずれも国家免許をもった医療《いりょう》専門職として各所で活躍しています。国家免許とは、ご存知の通り、その仕事をするに値する知識と技術をもった人であることを国が認めた証《あかし》で、仕事に就くさいにはパスポートとなります。

本書を執筆《しっぴつ》するにあたっては、歯科衛生士や歯科技工士の人のお話をもとに実際の働きをお伝えするとともに、国家試験、免許取得後の就職、生活や収入などについて現状を客観的に知っていただくために実際のデータを交えてお伝えしています。

本書が、歯科衛生士・歯科技工士の仕事を正しく理解するとともに、仕事の魅力《みりょく》を見つけ、医療《いりょう》専門職として着実な一歩を踏《ふ》み出すためのナビゲーションとなれば幸いです。

２０１７年１月

宇田川廣美

歯科衛生士・歯科技工士になるには　目次

［3章］

なるにはコース

※本書に登場する方々の所属等は、取材時のものです。

［装幀］図工室　［カバーイラスト］カモ　［本文イラスト］福島幸　［本文写真］編集部

「なるにはBOOKS」を手に取ってくれたあなたへ

「働く」って、どういうことでしょうか?

「毎日、会社に行くこと」「お金を稼《かせ》ぐこと」「生活のために我慢《がまん》すること」。

どれも正解です。でも、それだけでしょうか? 「なるにはBOOKS」は、みなさんに「働く」ことの魅力《みりょく》を伝えるために1971年から刊行している職業紹介《しょうかい》ガイドブックです。

各巻は3章で構成されています。

[1章] ドキュメント 今、この職業に就いている先輩《せんぱい》が登場して、仕事にかける熱意や誇《ほこ》り、苦労したこと、楽しかったこと、自分の成長につながったエピソードなどを本音で語ります。

[2章] 仕事の世界 職業の成り立ちや社会での役割、必要な資格や技術、将来性などを紹介《しょうかい》します。

[3章] なるにはコース なり方を具体的に解説します。適性や心構え、資格の取り方、進学先などを参考に、これからの自分の進路と照らし合わせてみてください。

この本を読み終わった時、あなたのこの職業へのイメージが変わっているかもしれません。「やる気が湧《わ》いてきた」「自分には無理そうだ」「ほかの仕事についても調べてみよう」。

どの道を選ぶのも、あなたしだいです。「なるにはBOOKS」が、あなたの将来を照らす水先案内になることを祈っています。

1章

ドキュメント

口の中の健康を守る！

ドキュメント 1 大学病院の歯科衛生士

口腔ケアの大切さを広く伝えていきたい

東京《とうきょう》医科《いか》歯科《しか》大学《だいがく》歯学部《しがくぶ》附属《ふぞく》病院《びょういん》
木村《きむら》文香《あやか》さん

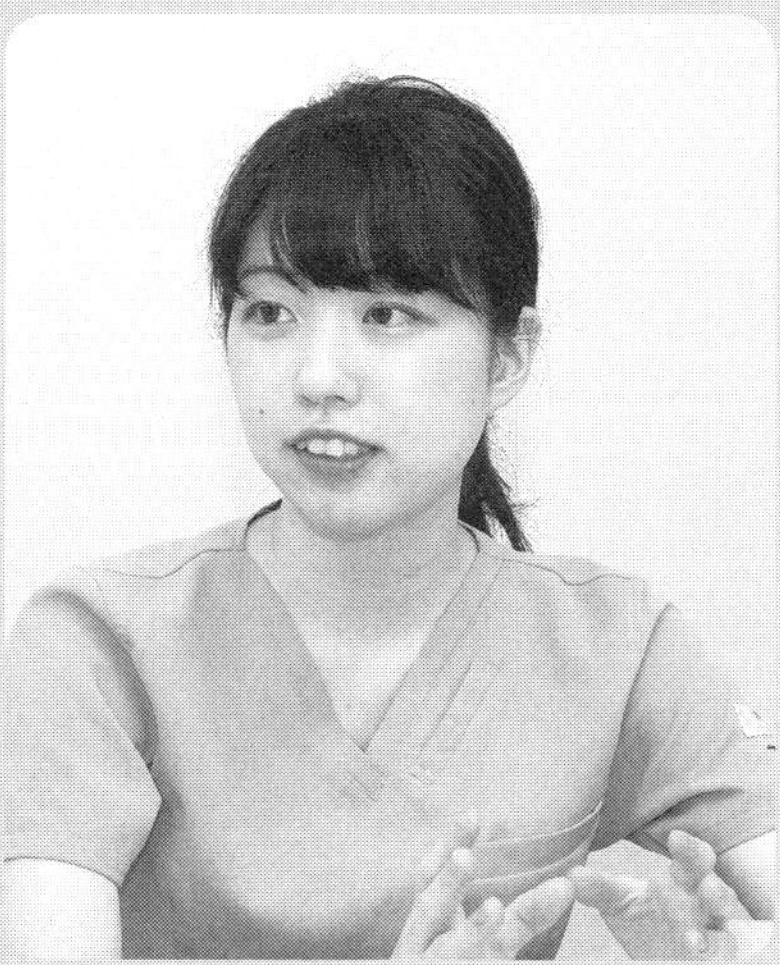

木村さんの歩んだ道のり

１９８８年生まれ、鳥取《とっとり》県出身。治療《ちりょう》を受けた経験から歯科の仕事に興味をもち、２０１２年、国立大学法人東京医科歯科大学歯学部口腔《こうくう》保健学科を卒業。同年、同大学歯学部附属病院に入職。「むし歯外来」「歯周病外来」勤務を経て、「口腔《こうくう》ケア外来」「小児歯科外来」「息さわやか外来」に勤務している。「患者《かんじゃ》さん一人ひとりに合わせたかかわり」を心がけている。

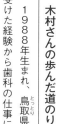

歯科衛生士5年目を迎《むか》えて

木村文香さんは歯科衛生士になって5年目を迎《むか》えます。鳥取県の高校から東京医科歯科大学歯学部口腔《こうくう》保健学科に進学し、歯科衛生士の免許を取得した木村さんは、卒業後、母校の東京医科歯科大学歯学部附属病院に就職しました。

東京医科歯科大学は、その名前にあるように医学部と歯学部からなり、それぞれに附属《ふぞく》病院をもっています。歯学部附属病院は「矯《きょう》正《せい》歯科外来」「小児歯科外来」「むし歯外来」「歯周病外来」「口腔《こうくう》外科外来」「義歯外来」など、病気や症状《しょうじょう》、年代や患者《かんじゃ》さんがかかえる問題の内容や治療《ちりょう》法などによって外来が細かく分かれています。

ここで働く木村さんをはじめとした32名の歯科衛生士の人たちは歯科衛生保健部という部署に所属して、主に各外来の業務に当たっています。担当する外来は、数年ごとにローテーションによって変わります。

木村さんは入職してから「むし歯外来」と「歯周病外来」に2年間勤務しました。その後、「口腔《こうくう》ケア外来」「小児歯科外来」「息さわやか外来」に異動し、現在に至っています。

「入職したてのころはとまどうことも多く、先輩《せんぱい》方からアドバイスを受けながら仕事を進めていく毎日でした」

と木村さんはふり返ります。そして今では実習生を指導したり、後輩《こうはい》の歯科衛生士の相談に乗ったりするまでに成長しています。

勤務時間は午前8時半から午後5時15分です。

「残業することはあまりありません。学会発表の準備や、患者《かんじゃ》さんに配布するリーフレットの原案をみんなで考えたりするとき、また、仕事上でわからないことや、より深く知りたいことなどがあって歯科衛生士の先輩《せんぱい》や歯科医師の先生に教えてもらうとき、あとは図書館で調べたりするときぐらいです。仕事が終わると、帰りにヨガスタジオに寄ってリフレッシュしたり、友だちとの食事を楽しんだりしています」

予防とメンテナンスを行う口腔《こうくう》ケア外来

木村さんが主に勤務する「口腔《こうくう》ケア外来」は、歯科医師の指示を受けて歯科衛生士が来院した患者《かんじゃ》さんに、口腔《こうくう》内を健康に保つための指導や専門的な処置を行って、むし歯や歯周病などの治療《ちりょう》後の再発を予防するためにメンテナンスを行う外来です。

「口腔《こうくう》ケア外来では、私たち歯科衛生士は、歯科医師と連携《れんけい》を取りながら、むし歯や歯周病などのお口の病気の予防と治療《ちりょう》後のメンテナンスを行っています。生涯《しょうがい》を通じてお口の健康を保つために患者《かんじゃ》さん一人ひとりの生活習慣やお口の中の状態についてチェックし、歯みがきの仕方の指導や唾液《だえき》が出やすくなるマッサージなどお口の機能を向上させるための指導といった歯科衛生指導、歯垢《しこう》・歯石《しせき》を除去したりする専門的な処置を行っています。また歯学部附属病院や医学部附属病院の病棟《びょうとう》において手術前後の患者《かんじゃ》さんのお口のケアを行っています」

こうした指導や処置を受けるため、病院で治療《ちりょう》を受けている患者《かんじゃ》さんや治療《ちりょう》をひと通り終えた患者《かんじゃ》さんはもちろん、むし歯や歯周病などのない人も健康な状態を維持《いじ》するために専門的なケアや指導を希望して、定期的に訪れる人も少なくありません。

「治療《ちりょう》はすでに終わっているのですが、口腔《こうくう》のチェックとケアを受けるために年に2回程度、もう何年も通ってこられる患者《かんじゃ》さんもいらっしゃいます」と木村さん。まさに歯科衛生士としての専門的スキルが存分に活かせる職場であることを感じます。

カルテチェックから口腔《こうくう》ケアが始まる

「診療《しんりょう》の準備をしたら、その日に予約を受けている患者《かんじゃ》さんの電子カルテをチェックします。前回の来院時にどのような状態でどのような処置を行ったか、また、高血圧症《しょう》や糖《とう》尿病《にょうびょう》などのような病気があって同じ東京医科歯科大学の医学部附属病院を受診《じゅしん》している患者《かんじゃ》さんであれば、その病状や治療《ちりょう》薬に変更《へんこう》

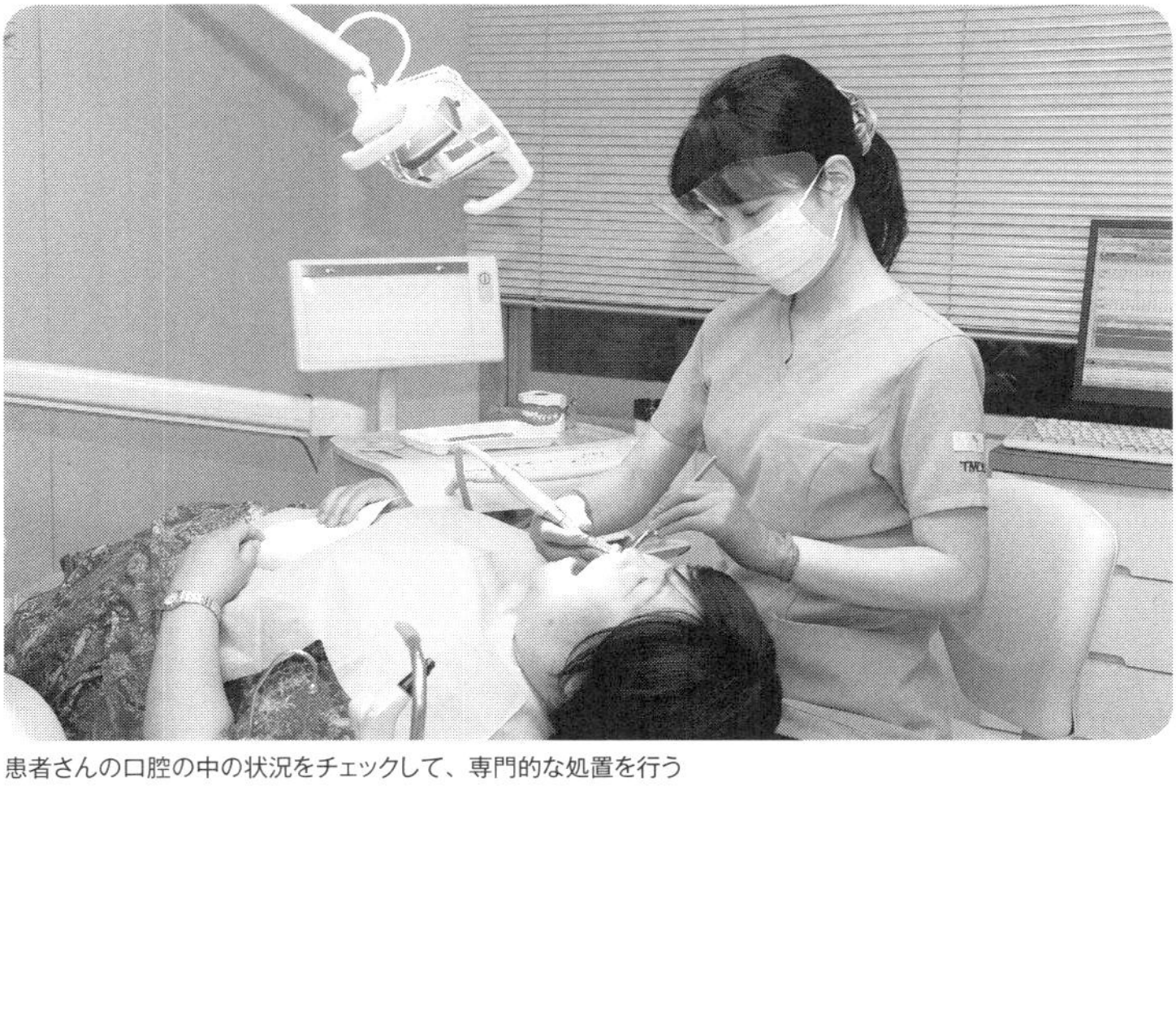

患者さんの口腔の中の状況をチェックして、専門的な処置を行う

はないか、などを電子カルテで確認します。私が所属している歯学部附属病院と医学部附属病院は異なる組織ですが、患者《かんじゃ》さんの電子カルテは医科も歯科も相互《そうご》に確認できる環《かん》境《きょう》が整っているので、口腔《こうくう》以外の病気をもって附属病院にかかっている患者《かんじゃ》さんの病状や治療《ちりょう》の状況《じょうきょう》は確認できるようになっています。こうして得た情報を頭に入れ、実際に患者《かんじゃ》さんとお会いして、口腔《こうくう》内の状態、お元気か疲《つか》れていそうか、体のだるさはないか、顔色はどうか、服薬状況《じょうきょう》や血圧などの状態に変化はないか、日々の生活に変化はないか、といったことを患者《かんじゃ》さんにうかがったり、観察したりして、その日の処置やケアの内容を歯科医師と確認しながら調整します」

　木村さんは、患者《かんじゃ》さんと対面する以前から、患者《かんじゃ》さんの状態を把握《はあく》・推測し、どのようなケアをしていくか、プランをいくつか考えて患者《かんじゃ》さんを迎《むか》え入れています。歯科衛生士にとって患者《かんじゃ》さんのケアは、患者《かんじゃ》さんを迎《むか》え入れる前から始まっているといえます。

　口腔《こうくう》ケア外来には7台のユニットが設置されていて、担当する歯科衛生士が7名います。その内の1名は病棟《びょうとう》での口腔《こうくう》ケアに出向いていることもあり、実際に外来で口腔《こうくう》ケアを行う歯科衛生士は5～6名です。一人の歯科衛生士が一人の患者《かんじゃ》さんについて約1時間かけて対応し、午前中3人、午後に3人、合計で6人の患者《かんじゃ》さんの口腔《こうくう》ケアを行っています。

小児歯科外来の仕事

　木村さんのもうひとつの担当部署である小児歯科外来は、主に0歳《さい》から15歳《さい》の子どもを対象にむし歯の治療《ちりょう》はもちろんのこと、歯の

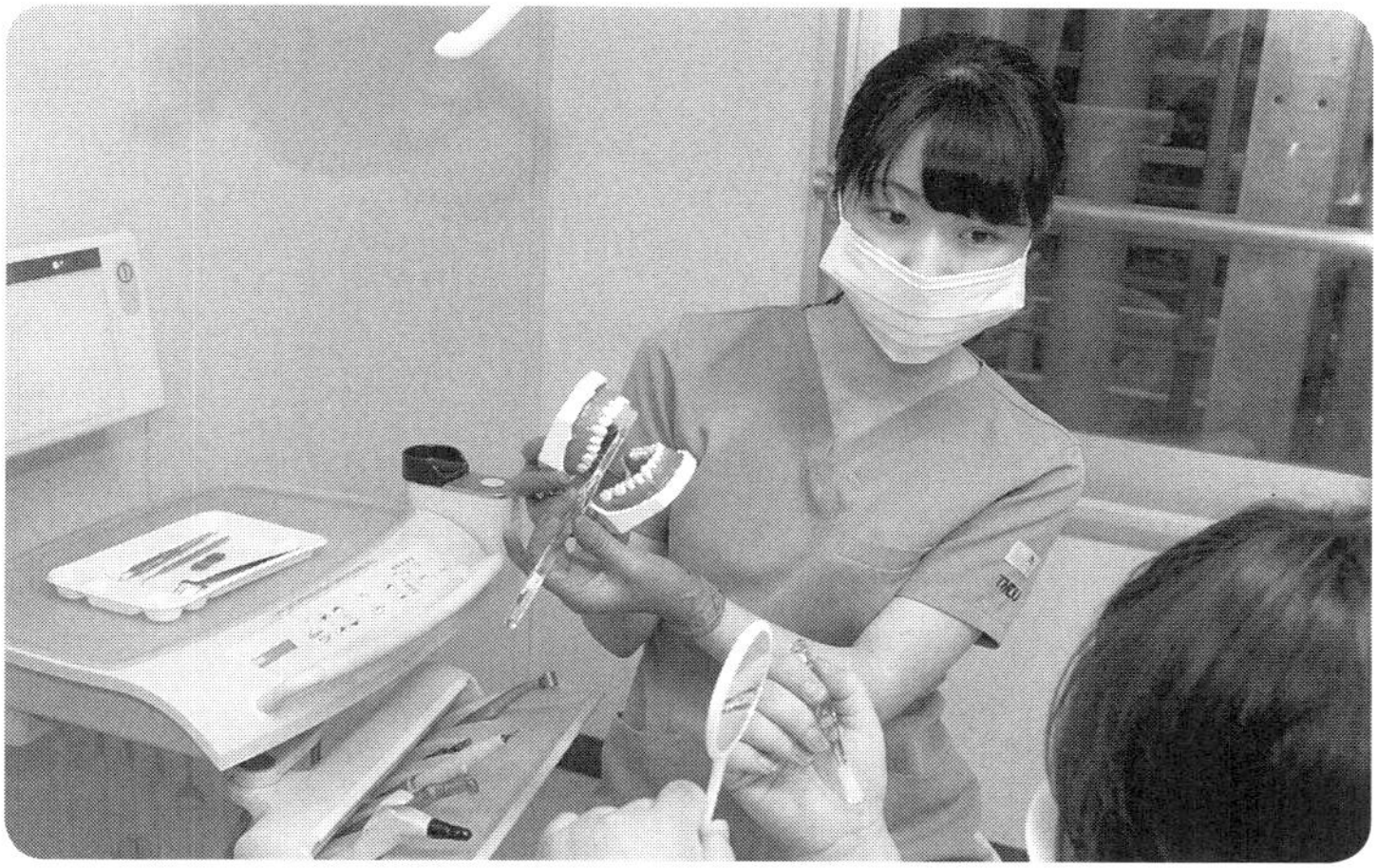

ブラッシング指導をする木村さん

生え方・かみ合わせの異常、歯茎《はぐき》の異常、歯や口腔《こうくう》のけがなどの治療《ちりょう》に当たっています。ここでは歯科医師の診療《しんりょう》の補助をしたり、歯科医師が必要と判断して指示を出した場合に口腔《こうくう》ケアや指導を行ったりしています。

小児の場合、その子の年齢《ねんれい》や成長・発育状《じょう》況《きょう》によって理解力や忍耐《にんたい》力は異なります。そのために治療《ちりょう》や処置時の声のかけ方、説明の仕方、体の支え方など、木村さんたち歯科衛生士は患者《かんじゃ》である一人ひとりの子どもに応じて工夫し、恐怖《きょうふ》や不安を最小限に診察《しんさつ》や治《ち》療《りょう》が受けられるように配慮《はいりょ》しています。

また、外来での仕事のほかに、医学部附属病院の小児科からの依頼《いらい》を受けて、入院中の小児患者《かんじゃ》の診察《しんさつ》や口腔《こうくう》ケアのため歯科医師とともに病棟《びょうとう》に出向くこともあります。

相談しながら身につけた歯科衛生士の力

「入職して間もないころは、ほんとうに大変でした。常に〝これでだいじょうぶ?〟と不安がつきまとい、何をするにも確認しながらだったので時間がかかってしまいました。口《こう》腔《くう》ケア外来に移ったときも、一人の患者《かんじゃ》さんに割り当てられている1時間以内に何とか行うべきことをすますことに必死でした」と木村さん。

口腔《こうくう》ケア外来では、患者《かんじゃ》さんを迎《むか》え入れ、事前に電子カルテ上から得ていた情報を確認し、実際の症状《しょうじょう》を患者《かんじゃ》さんとお話しながら観察して、必要な検査や処置・指導を行います。それがすんだら、検査結果や行ったケア内容を記録に残し、次回の予約を取るのです。時間通りに進めるためには、患者《かんじゃ》さんを迎《むか》えて検査や処置を終えるまでを50分以内に行わなくてはなりません。

歯科衛生士の仕事が遅《おく》れてしまうと診察《しんさつ》や治療《ちりょう》にも影響《えいきょう》を及《およ》ぼします。いっしょに働く歯科医師や事務スタッフはもちろん、何より患者《かんじゃ》さんに迷惑《めいわく》をかけてしまいます。大学病院ではほとんどの患者《かんじゃ》さんは予約を取って来院しています。そのため、一人の患者《かんじゃ》さんの処置が遅《おく》れてしまうと、その後に予約が入っている患者《かんじゃ》さんを待たせてしまうことになります。こうしたことから、外来では特に時間通りに進めることが求められます。

今は中堅《ちゅうけん》の歯科衛生士としてスムーズに仕事を進めて後輩《こうはい》の相談にも乗っている木村さんですが、決められた時間内に、必要なことを完璧《かんぺき》に行うことへのプレッシャーは並々《なみなみ》ならぬものがあるでしょう。

「仕事をスムーズに進めることと同時に、不安に感じたことや疑問に感じたこと、困ったことなどは〝こんなことがあったのですが、どうしたらよかったでしょう？〟とか〝○○はこれでいいですか？〟といっしょに働く先輩《せんぱい》に何でも確認したり、相談したりしました。それは今でも変わりません。そして、不安や疑問をかかえ込《こ》まないようにして、一つひとつの仕事を着実にしていくことを心がけています」

こうした木村さんの相談に先輩《せんぱい》からは〝私はこうしているよ。今度こうしてみたら〟〝こんな文献《ぶんけん》を読んでみたらいいよ〟といったアドバイスが返ってくるそうです。

「同じようなことにぶつかり、同じように迷ったり不安を感じたりしてきた先輩《せんぱい》のご意見はとても参考になります。自分と同じような道を経てきた先輩《せんぱい》たちが活躍《かつやく》する姿を見ていると、私自身も〝とにかく今をがんばろう〟という気持ちになります」

こうして木村さんは、仕事を実践《じっせん》していくために必要なスキルや知識、そして問題を解決していく力を身につけてきました。

歯科衛生士としての専門的視点を活かして

歯科のスペシャリストとしてのステップを着実に踏《ふ》み、進んでいる木村さんですが、特に心に残っている経験があります。それは、1歳《さい》になる赤ちゃんの口腔《こうくう》ケアを担当したときのことです。

その赤ちゃんは血液の病気で医学部附属病院の小児科に入院していたのですが、治療《ちりょう》の副作用によって口腔《こうくう》が荒れて、その状態を改善したいと考えた主治医から歯学部附属病院の小児歯科の医師に相談がもち込《こ》まれたのでした。歯科医師と木村さんはさっそく、赤ちゃんのもとを訪ねました。

赤ちゃんの口腔《こうくう》を観察するとやわらかい粘《ねん》膜《まく》は赤くただれ、ところどころ出血して痛々しい状態でした。

「これではミルクを飲んだり、離乳《りにゅう》食を食べたりするのもつらいに違《ちが》いない」

と木村さんは感じたそうです。さらに赤ちゃんは全身の抵抗《ていこう》力が低下していて、細菌《さいきん》やウイルスに感染しやすくなっていました。ふつうなら1～2日で治ってしまうような風邪《かぜ》でも、この赤ちゃんがかかったら命取りになってしまいます。赤ちゃんにかかわる医師、歯科医師、看護師、そして歯科衛生士として参加した木村さんたちは、なんとか治療《ちりょう》と並《へい》行《こう》しながら赤ちゃんをよりよい状態にもっていきたいとチームを組みました。

木村さんは、赤ちゃんの口に合う器具を用いながら細心の注意を払い、ていねいに口腔《こうくう》をきれいにし、保湿剤《ほしつざい》を塗《ぬ》ってあげました。ただれた口腔《こうくう》の粘膜《ねんまく》は乾燥《かんそう》しがちです。乾燥《かんそう》したままにしておくと、そこから新たな傷ができてさらに炎症《えんしょう》を引き起こしたり、細菌《さいきん》やウイルスに感染したりする可能性が高まるため、保湿剤《ほしつざい》を使ってこまめに保湿《ほしつ》することが大切です。

しかし、木村さんが赤ちゃんのもとを訪ねる機会は限られていました。そのため、常に赤ちゃんのそばにいて看護している小児病棟《びょうとう》の看護師にも木村さんが行っているのと同じケアを行ってもらう必要がありました。ちょうど木村さんと同じように赤ちゃんの状態をよりよくしたいと考えていた小児病棟《びょうとう》の看護師から、「どのようにケアするのがいいでしょう?」と相談を受けました。歯科衛生士と看護師の思いが一致《いっち》したのです。

「お口の中は常にうるおっていることが大切です。でも今の状態では、一度保湿剤《ほしつざい》を塗《ぬ》ってもすぐに乾《かわ》いてしまうので、ひんぱんに保《ほ》湿剤《しつざい》を塗《ぬ》ってあげてください」とほかの口腔《こうくう》ケアのポイントとともに伝えたそうです。

一方、看護師からは「ここ数日の検査データを見ると感染しやすい状態なので、今日はお口の処置をやめておいたほうがよさそうです」といった情報提供を受けたりもしました。

「検査データに悪化はみられず〝ケアをしてもだいじょうぶ〟と言われても、症状《しょうじょう》があまりに強く表れているときなどは、前回と同じケアでいいのかどうか迷うようなこともありました。そんなときは、赤ちゃんのお口の

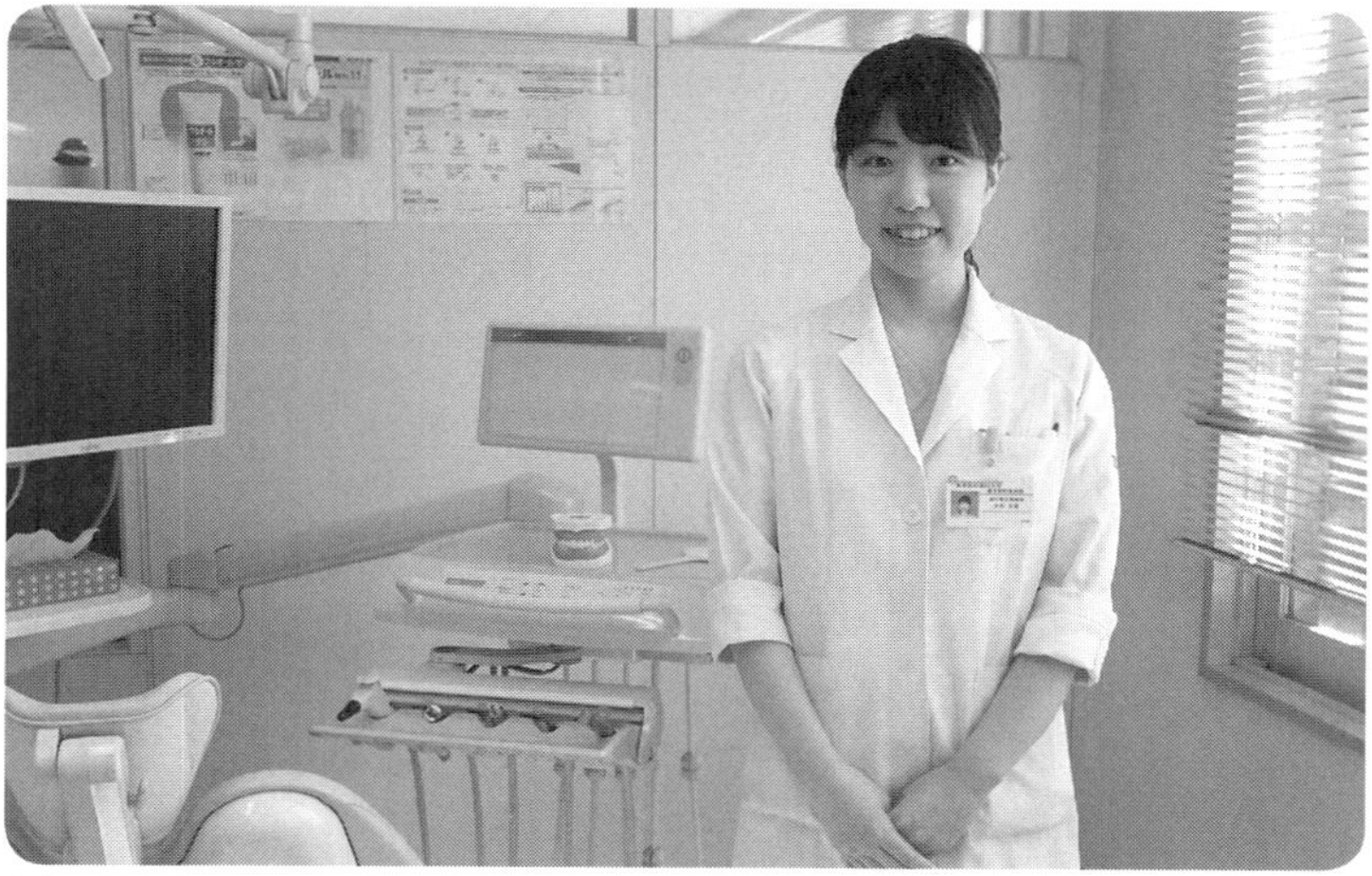

先輩の意見を聞きつつさまざまなスキルや知識を身につけた、と木村さん　取材先提供

状態を写真に撮《と》って同僚《どうりょう》である歯科衛生士や同行している歯科医師の意見を聞いて、自分一人で判断しないように心がけました」

赤ちゃんの口腔《こうくう》ケアを、さまざまな職種の人と意見を交換《こうかん》しながら行えたことで、「チーム医療《いりょう》の手応え」を実感できた経験でした。

赤ちゃんは4、5カ月の入院を経て、健康を取り戻《もど》して無事に退院しました。退院時、わざわざお母さんは赤ちゃんを抱《だ》いて木村さんを訪ねてくれたそうです。

「お母さんに抱《だ》かれた赤ちゃんは顔色もよく、私を見たらにこにこと笑ってくれました。人の役に立ちたいと思っていたこと、子どもからお年寄りまで幅広《はばひろ》い年代の人とかかわれる仕事をしたい、と考えていたことから、私はこの職業を選びました。赤ちゃんの笑顔《えがお》を見たとき、その初心を思い出し〝この仕事に就いてよかった〟と心から思いました」

一人ひとりに合わせた口腔《こうくう》ケアを

木村さんが患者《かんじゃ》さんと向き合うときに心がけているのは、〝一人ひとりの患者《かんじゃ》さんに合わせたかかわり〟をすることです。

「同じ患者《かんじゃ》さんでも、来院するたびに状態は異なります。また、実際に接したさいの印象も〝今日は少しお疲《つか》れ気味かな?〟というときもありますし、思っていた以上にセルフケアができていて口腔《こうくう》のコンディションがよい状態のときもあります。あらかじめ立てていたケア計画にこだわることなく、そのときの状態・状況《じょうきょう》に応じて臨機応変にケア内容を調整し、そのときの患者《かんじゃ》さんの体調や気分などに配慮《はいりょ》しながらケアを進めるようにしています」と木村さん。

そんな木村さんは、自分が担当した患者《かんじゃ》さんの症例《しょうれい》について歯周病学会で発表したり、歯科以外の分野で働く医師や看護師をはじめとした多職種の人びととの連携《れんけい》を積極的に図ったりして、口腔《こうくう》ケアの大切さを広く伝えていきたいと意欲的です。

ドキュメント 2 病院内の歯科技工室の歯科技工士

患者さんが笑顔になれるよう その人に合ったものを作る

亀田《かめだ》クリニック歯科《しか》センター
安《やす》池《いけ》和《わ》香《か》菜《な》さん

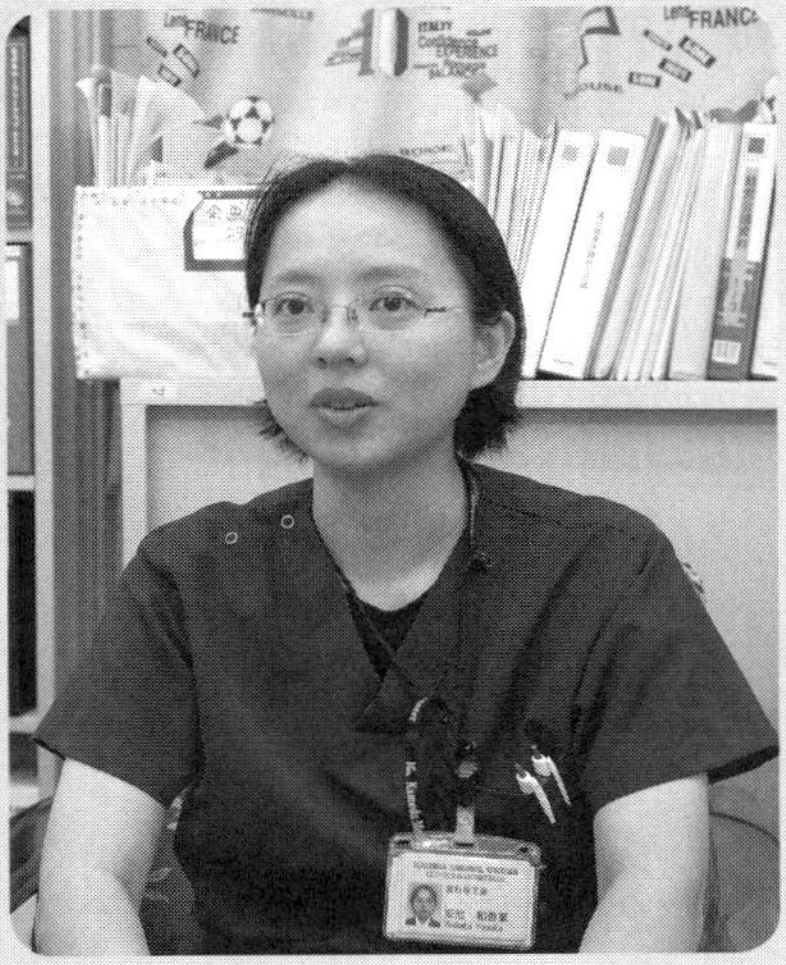

安池さんの歩んだ道のり

1985年生まれ、東京《とうきょう》都出身。2008年、4年制大学卒業後、新東京《しんとうきょう》歯科《しか》技《ぎ》工士《こうし》学校（歯科技工コース）に進学。2010年に卒業後、さらに東京医科歯科大学歯学部附属歯科技工士学校実習科で2年間学んだ後、2012年医療《いりょう》法人鉄蕉《てっしょう》会亀田クリニックに入職。同クリニック歯科センターの歯科技工室に勤務。2016年同センターを退職し、歯科技工所に転職。

歯科センターの歯科技工室に勤務

安池和香菜さんが、歯科技工士学校を卒業して就職したのは亀田クリニック（千葉《ちば》県鴨《かも》川《がわ》市）です。ここは総合病院から外来機能を分けて設立された大規模なクリニックです。内科や整形外科、心臓血管外科など専門的な診療《しんりょう》科がそろい、１００室もの診察《しんさつ》室があります。

ここに歯科・矯正歯科・小児歯科・歯科口《こう》腔《くう》外科を掲《かか》げ、歯科技工室を併設《へいせつ》した歯科センターがあります。歯科技工室は歯科治療《ちりょう》室のそばにあり、15名の歯科技工士が働いています。

それぞれの作業台を見ると、なかにはかわいらしいマスコット、小さな置き物、家族の写真などが置かれているものもあり、作業台に設置された機器の配置がそこを使う人ごとに異なり、その人にとって使い勝手のよい具合にしていることがわかります。ここでひとつの歯科技工物の最初から完成までを一人の歯科技工士が担当しています。ひとつの作業台が一人の歯科技工士の世界になって、歯科技工物を作り出しているのです。

歯科技工の仕事は、石膏《せっこう》を削《けず》ったり、ワックスを溶《と》かしたりする作業があることから、「埃《ほこり》っぽい」とか「散らかっている」というイメージをもたれることが多いようです。しかし、こちらの技工室を見るとそのイメージはありません。

天井には空気清浄《せいじょう》機が等間隔《とうかんかく》に設置され、室内の空気を常にきれいに保っています。また、ひとつのユニットとして作業に必要な基本的な機器がまとまっている作業台や収納庫などによって、歯科技工室内は整理整頓《せいとん》されていて、清潔な印象を受けます。

「ここには集塵《しゅうじん》機や空気清浄《せいじょう》機などが設置されています。また、日常的に使っているマスクは一般的《いっぱんてき》なものと違《ちが》って、活性炭が入ったマスクです。こうした職場の配慮《はいりょ》によって安心して作業に打ち込《こ》めています」

安池さんのある一日

働く多くの歯科技工士は、一人でいくつもの歯科技工物を担当しています。それらは、それぞれに作業工程や作業内容、その進捗《しんちょく》状況《じょうきょう》が異なります。そのために異なる作業内容を効率的に組み合わせ、計画的に進めることが大切です。「このことが5年たった今、やっとできるようになってきました」と語る安池さんのある一日を紹介《しょうかい》しましょう。

6時30分　誰《だれ》もいない歯科技工室に出勤。

室内の照明に続いて、作業に使う焼成炉《ろ》や鋳造《ちゅうぞう》機などのスイッチを入れました。機械が使える状態になるまでのあいだ、その日の作業予定を見直したり、製作予定のものを引き出しから取り出したりして準備を整えます。

各機械から起動を知らせるアラームが鳴り始めました。それぞれの機械に製作途中の義歯などの歯科補てつ物を入れて、再びタイマーをセットすると、つぎの段階まではひと息つける時間となります。安池さんは、自宅から持参した魔法瓶《まほうびん》に入れた熱いコーヒーを飲みながら小休止。

8時　ほかのスタッフも徐々《じょじょ》に出勤。

安池さんが早朝出勤して使っていた機械類は数が限られています。ときにはほかのスタッフと使用するタイミングがぶつかってしまい、順番待ちをすることがあります。そうなると計画通りに仕事が進まなくなります。それを避《さ》けるために安池さんは、共同で使用する機械を使う作業がある場合は、自主的に早朝出勤してその作業を進めるそうです。

8時30分　朝礼。

朝礼後からお昼休みまでのあいだ、安池さんは自分の作業台での作業に集中しました。

11時30分　1時間のお昼休み。

お昼休みは11時30分からの前半と12時30分からの後半に分かれてとります。今日は前半の休憩《きゅうけい》となる安池さんは11時30分になると職員食堂へ。昼食は手作りのお弁当を持参する日もあるそうです。

12時30分　午後の作業開始。

昼食と同僚《どうりょう》との雑談で気分をリフレッシュした安池さんは、作業台へと戻《もど》りました。

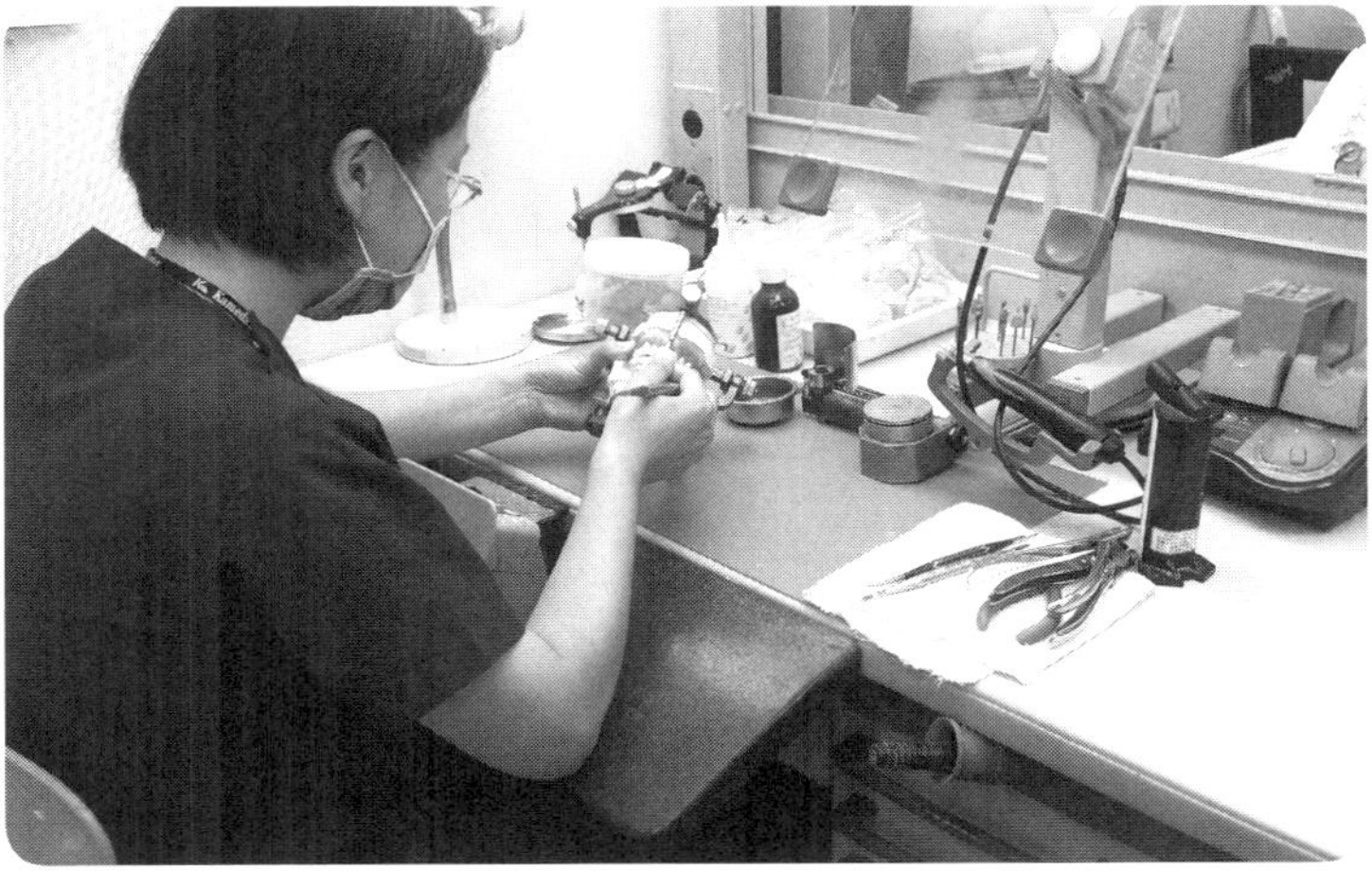

歯科技工室内の作業台は使う歯科技工士の“世界”になっている

14時　診察《しんさつ》室へ。

歯科技工室ととなり合う歯科診察《しんさつ》室から歯科衛生士が安池さんのところに来て「○○先生が、診察《しんさつ》室に来てほしいそうです」と。

歯科技工物は完成したものを入れる前に、それと同じ仮のものを製作して装着《そうちゃく》し、実際に使い心地がよいかどうか、痛いところやかみ合わせに不都合はないかどうかなどを確認・調整してから最終的なものを完成させます。また、差し歯の色合いを確認・調整したり、壊《こわ》れてしまった義歯の状態を見て、緊《きん》急《きゅう》で修繕《しゅうぜん》したり、といったことなどで診察《しんさつ》室に呼ばれることもしばしばあるそうです。

このとき呼ばれたのは、仮義歯の装着《そうちゃく》に立ち会うためでした。安池さんは作業の手を止めて早速、診察《しんさつ》室へ向かい、歯科医師とともに装着《そうちゃく》状態を観察しました。

「先生、前歯の部分を少し後ろにずらしたらどうでしょうか?」と安池さん。

歯科医師も安池さんの意見と同じでした。

なお、歯科技工士は患者《かんじゃ》さんの口腔《こうくう》内にふれることは認められていません。そのため、実際の装着《そうちゃく》時の痛みやその部位を確認するのは、歯科医師や歯科衛生士にお願いします。

新たな修正箇所《かしょ》が出た仮義歯を、さっそく歯科技工室に持ち帰って再調整、そして完成品の製作へと作業を進めることにしました。

このように、自分の製作物を使用した患者《かんじゃ》さんの感想を直接聞け、歯科医師と必要なときに相談でき、患者《かんじゃ》さんや歯科医師の要望にすぐ応えられるということは、クリニックや病院に併設《へいせつ》されている歯科技工室ならではの大きなメリットです。

15時　再び、作業台に向かって作業。

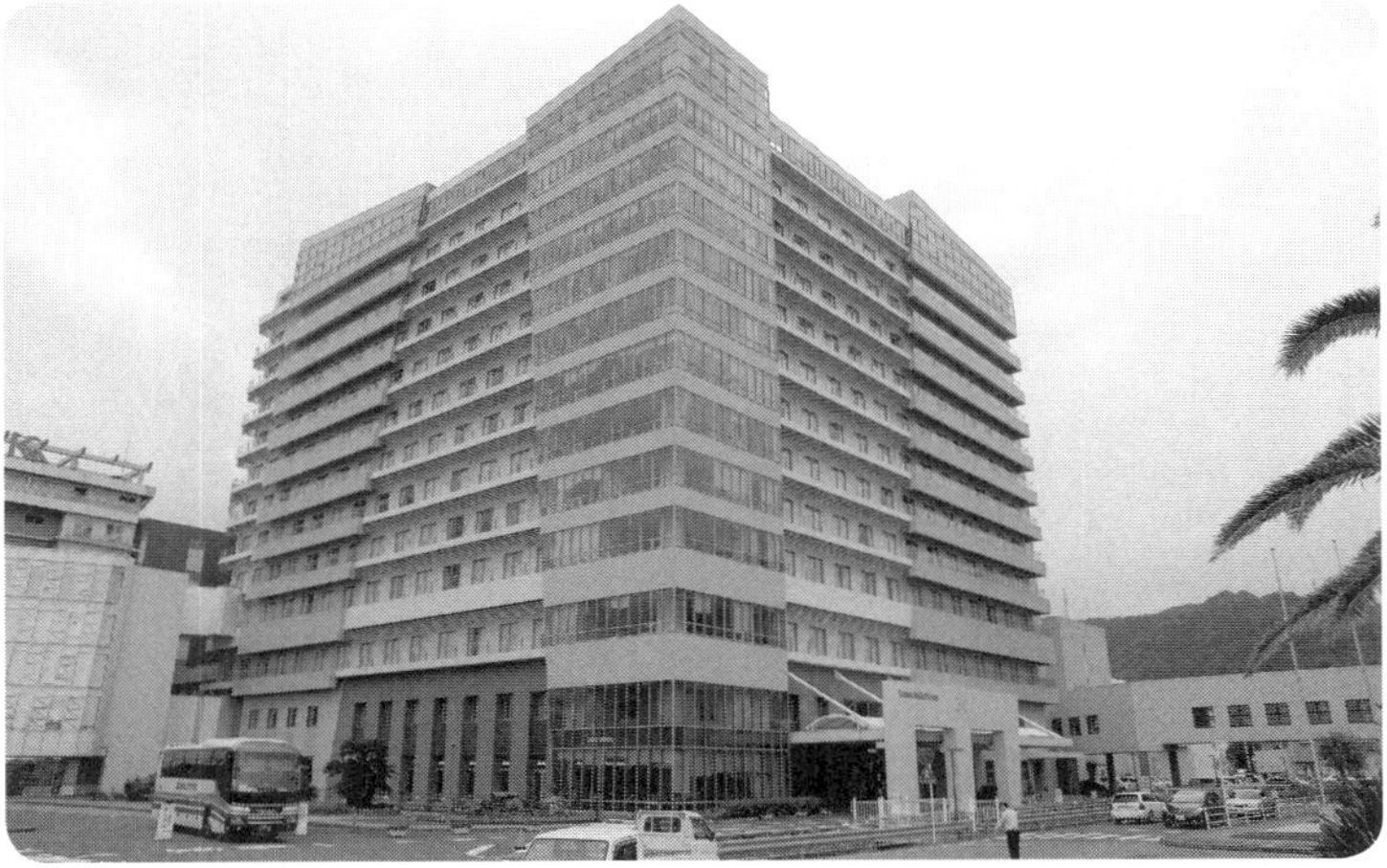

歯科技工室がある亀田クリニックの建物

15時30分　コーヒータイム。

特に休憩《きょうけい》時間は決められておらず、スタッフ各自、作業の合間に15分前後の休憩《きょうけい》をとります。安池さんも、休憩《きょうけい》室でひと休み。

18時　業務終了《しゅうりょう》。

「早朝出勤の日もあれば、残業をする日もあります。徹夜《てつや》をすることもあります。いずれも自分自身で担当している仕事の進捗状況《しんちょくじょうきょう》で自分が決めているので、〝誰《だれ》かに強いられている〟と感じることはありません。今日は定時に帰るので、久しぶりに自宅で料理の腕《うで》をふるおうと考えています」と、一日の疲《つか》れを感じさせない笑顔《えがお》で、病院から支給されている徒歩5分のところにあるアパートへと帰っていきました。

与《あた》えられた仕事ができず、あがいた新人時代

安池さんは歯科技工士学校を卒業してからこのクリニックで5年間勤務しました。

「はじめの3年間は仕事がはかどらず、仕事にふり回されて自分が何をしているのかわからなくなっていました。何とか一人で仕事を回していけるようになったのは4年目に入ったころからです。今は歯科医師から受けた設計図を見て完成品や作業行程を具体的にイメージして計画を立てられるようになりました」と、安池さんはふり返ります。

入職1年目は、仕事を覚える目的もあって差し歯や入れ歯などひと通りの製作を任されます。その後、差し歯を専門とするクラウンブリッジ科と入れ歯を専門とするデンチャー科のいずれかに自分の専門を選択《せんたく》するようになっています。安池さんは2年目に入るとデンチャー科を選択《せんたく》し、本格的に仕事を任されるようになりました。

「2年目に入っても、自分自身、〝ここまでできるようになった〟という実感をもてないでいました。完成品とそこに至るまでの作業工程のイメージが描《えが》けないでいたために時間がかかっていました。毎日疲《つか》れて、作業ペースの遅《おそ》い自分自身へのいらだちで気分は沈《しず》む一方でした」

このように自分の内側にこもりがちだった安池さんの気持ちを前向きにさせてくれたのが、いろいろな職場で働く先輩《せんぱい》歯科技工士の人たちとの交流でした。落ち込《こ》んでいる安池さんのようすを見かねた出身校の先輩《せんぱい》が、「遊びに来るつもりで、顔を出しなよ」とご自身が会長を務めて活動している東京都《とうきょうと》歯《し》

科技工士会《かぎこうしかい》の交流会に誘《さそ》ってくれたのでした。

歯科技工士会とは、歯科技工に関する啓蒙《けいもう》活動や、働く環境《かんきょう》の改善、スキルアップのための研修会開催《かいさい》、歯科技工士同士の交流の促《そく》進《しん》などを図っている職能団体です。

「気分転換《てんかん》に……」と思って参加した交流会で、いろいろな先輩《せんぱい》歯科技工士の経験を聞いたり、アドバイスを受けたりしているうちに、「先輩《せんぱい》たちも、みんな私と同じ道を経てきたんだ」とがんばる力が湧《わ》き、自分がいる職場とは違《ちが》った歯科技工の環境《かんきょう》も知ることができて視野が広がったそうです。

職場を越《こ》えて同じ目的をもって働く仲間と出会え、交流したことで2年目に迎《むか》えた離職《りしょく》の危機を乗り越《こ》えました。

患者《かんじゃ》さんの笑顔《えがお》に仕事の醍醐味《だいごみ》

しかし、技術はすぐに身につくものではありません。3年目に入っても、安池さんの悪戦苦闘《くとう》は続きました。せっかく作り上げても、患者《かんじゃ》さんの口に合わないために歯科医師から「もっとうまく作り直して」と厳しい言葉とともに作ったものを戻《もど》されることが何度か続きました。どれも歯科医師の設計図を必死に読み込《こ》み、一生懸命《いっしょうけんめい》に作ったものです。が、一度で「ぴったり合う！」というものができないでいました。

「どこがいけないのだろう？　うまく作れない原因は何にあるのだろう？」と考えた安池さんは、ある患者《かんじゃ》さんの入れ歯を作るさい、〝印象《いんしょう》〟といって口の中の型をとる段階から立ち会ってみることにしました。入れ歯などを作るには、まず口の中の型をとり、その型をもとにして歯の模型を作ることから始まります。そして印象《いんしょう》は歯科医師がとります。歯科技工士は法的に患者《かんじゃ》さんの口にふれることは認められていないため、安池さんは印象《いんしょう》をとるのを見守るだけですが、この段階から患者《かんじゃ》さんの実際の口腔《こうくう》や歯並《はなら》びなどをしっかり観察しました。さらに義歯床《しょう》と呼ばれる入れ歯の土台となる部分に、仮義歯となる人工歯を並《なら》べるさいにも、歯並《はなら》びや歯の高さなどを確認し、歯科医師と意見を交わしながらひとつの入れ歯を製作しました。そうしてできあがった義歯を患者《かんじゃ》さんに装着《そうちゃく》した瞬間、患《かん》者《じゃ》さんから笑顔《えがお》がこぼれました。

「まるで前から入っていた自分の歯のようです。まったく違和《いわ》感がありません」と患者《かんじゃ》さんは喜んでくれたそうです。

「このときの患者《かんじゃ》さまの笑顔《えがお》は今でも忘れられません。この一瞬《いっしゅん》が今の私を支えています。歯科技工士はほかの〝ものづくり〟をする人と違《ちが》い、最終的に患者《かんじゃ》さまの口に入って使えるものを作らないと意味がありません。自分が作ったものが実際に患者《かんじゃ》さまの口に入って会話や食事を存分に楽しんで喜んでいただけることは、この上ない喜びです」

常に「患者《かんじゃ》さまありき」を胸に

「私が歯科技工士学校を卒業してから今に至るまでずっと大切にしている思いは、〝患者《かんじゃ》さま第一、患者《かんじゃ》さまありき〟ということです」と安池さんは言います。

もともと〝ものづくり〟が大好きで、大学では舞台《ぶたい》美術を専攻《せんこう》していた安池さん。

「物を作っていると、そのことに集中して自己満足になりがちです。でも、歯科技工士はアーティストではないので、自己満足に陥《おちい》らないように十分に注意しています」と言います。数々の作品を作り上げてきた経験と、医《い》療《りょう》チームの一員として〝ものづくり〟にたずさわっている現在の経験からの実感が伝わってきます。

さらに「納期に追われる仕事なので、製作時間がなくなってくると〝とにかく間に合わせよう〟とどこかに妥協《だきょう》が生じがち」と言い、そんなときには「私が作ったものは必ず患者《かんじゃ》さまの口の中に入るもの。その患者《かんじゃ》さまが〝これを入れてよかった!〟と笑顔《えがお》になれるものを作らなくてはいけない」と自分自身を戒《いまし》めているそうです。

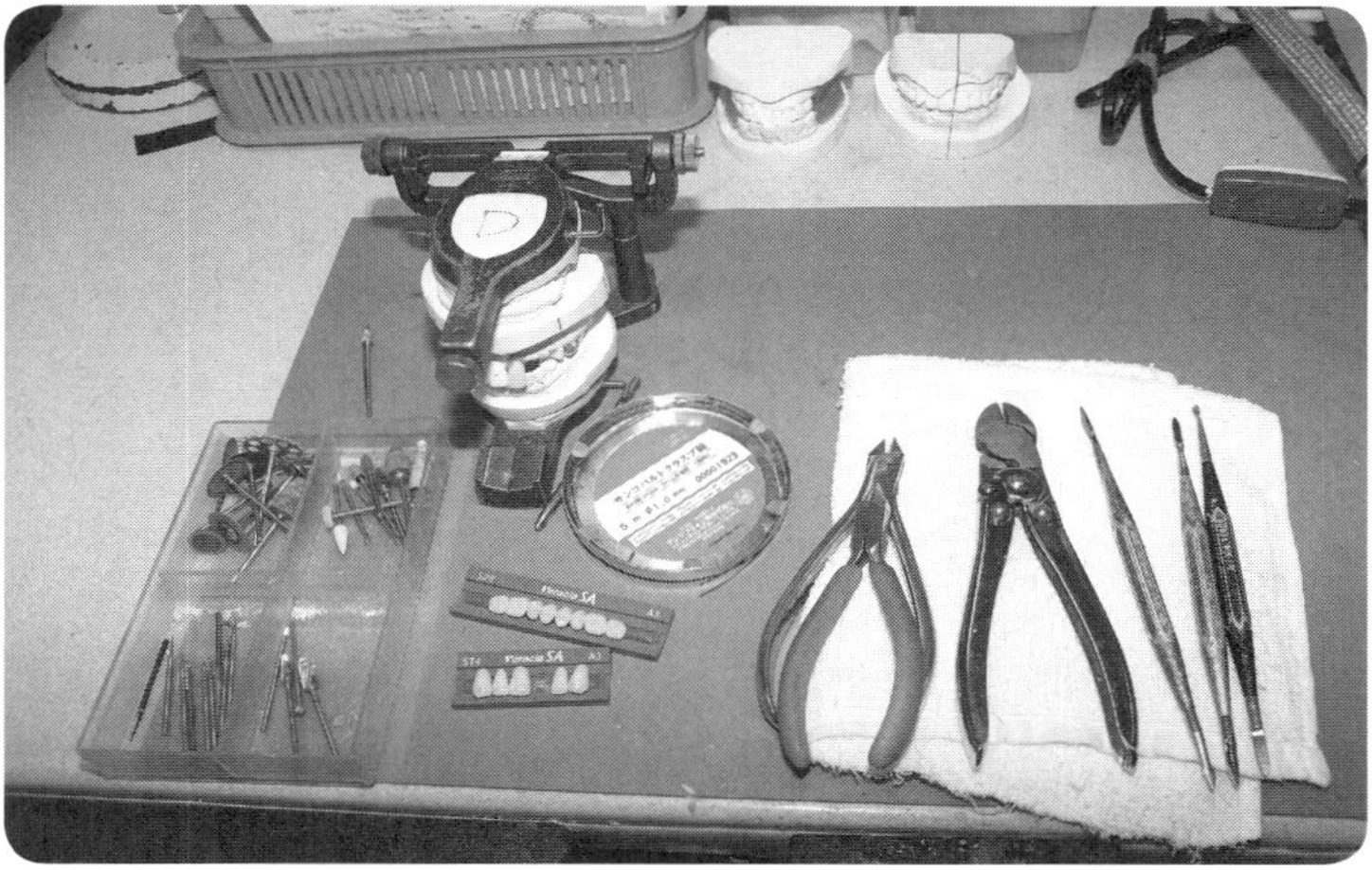

さまざまな工具で入れ歯などの技工物を作ります

職場を変えて、さらにスキルアップをめざす

安池さんにある転機が訪れました。それは家族の事情で、実家のある東京都内に戻《もど》らなければならなくなったのです。職場も変わらざるを得ず、ちょうど実家に近い場所で歯科技工所リニューアルに向けて、オープニングスタッフを募集《ぼしゅう》していた株式会社 Dental Labor IDT に勤務することにしました。

クリニックの歯科技工室と歯科技工所での仕事の違《ちが》いを尋《たず》ねると「患者《かんじゃ》さまが義歯などを装着《そうちゃく》する場に立ち会う頻度《ひんど》が減ることでしょうか。そして、自費診療《しんりょう》での技工物の製作を手がける機会が増えた点が違《ちが》います」と安池さん。

保険診療《しんりょう》の枠《わく》内で製作する歯科技工物は選《せん》択《たく》できる材質の種類が限られ、制約された条件の中で一定水準のものを作ります。そのため細部にこだわって時間をかけることが難しい状況《じょうきょう》です。一方、自費診療《しんりょう》では、選べる素材の種類も豊富で、よりその人に合った歯科技工物を製作することが可能になります。患者《かんじゃ》さんは高い費用を支払い、製作物に対する要望と歯科技工士に求められるスキルはより高いものになります。「今の職場で最初に製作した義歯を社長に見せたら、一見されただけで戻《もど》されました。求められている水準に達していない、ということだったのだと思います。今、あらためて口腔《こうくう》の解剖《かいぼう》や細かい筋肉の動きなどを勉強しなおして、よりよいものを作るように日々努力中です」

そう語る安池さんの表情からは、歯科技工士として新たなステージに踏《ふ》み入った充実《じゅうじつ》感が伝わってきます。

2章

歯科衛生士・歯科技工士の世界

チーム医療とは

医療・介護・福祉などさまざまな専門職が連携

多職種が連携《れんけい》を図りながら進める医療《いりょう》

医療《いりょう》・介護《かいご》・福祉《ふくし》は私たちの生活を支える重要な社会サービスです。社会ではこれらが連携《れんけい》を図りながら一体となって、一人ひとりの健康や障害の状態に合ったサービスがとぎれることなく提供されることをめざして進めています。

たとえば、あるお年寄りが転倒《てんとう》して足を骨折したとします。その場合、まずは手術のために急性期病院に入院しますが、その後は機能の回復と社会復帰・家庭復帰をめざしてリハビリテーション専門病院に転院したり、自宅に戻《もど》ったさいには障害の程度などに応じてヘルパーによる生活支援《しえん》や訪問看護サービスを導入したりしています。また、経済的な問題などがあれば、生活保護制度をはじめとしたさまざまな制度を利用するための相談や申《しん》

図表1 チーム医療

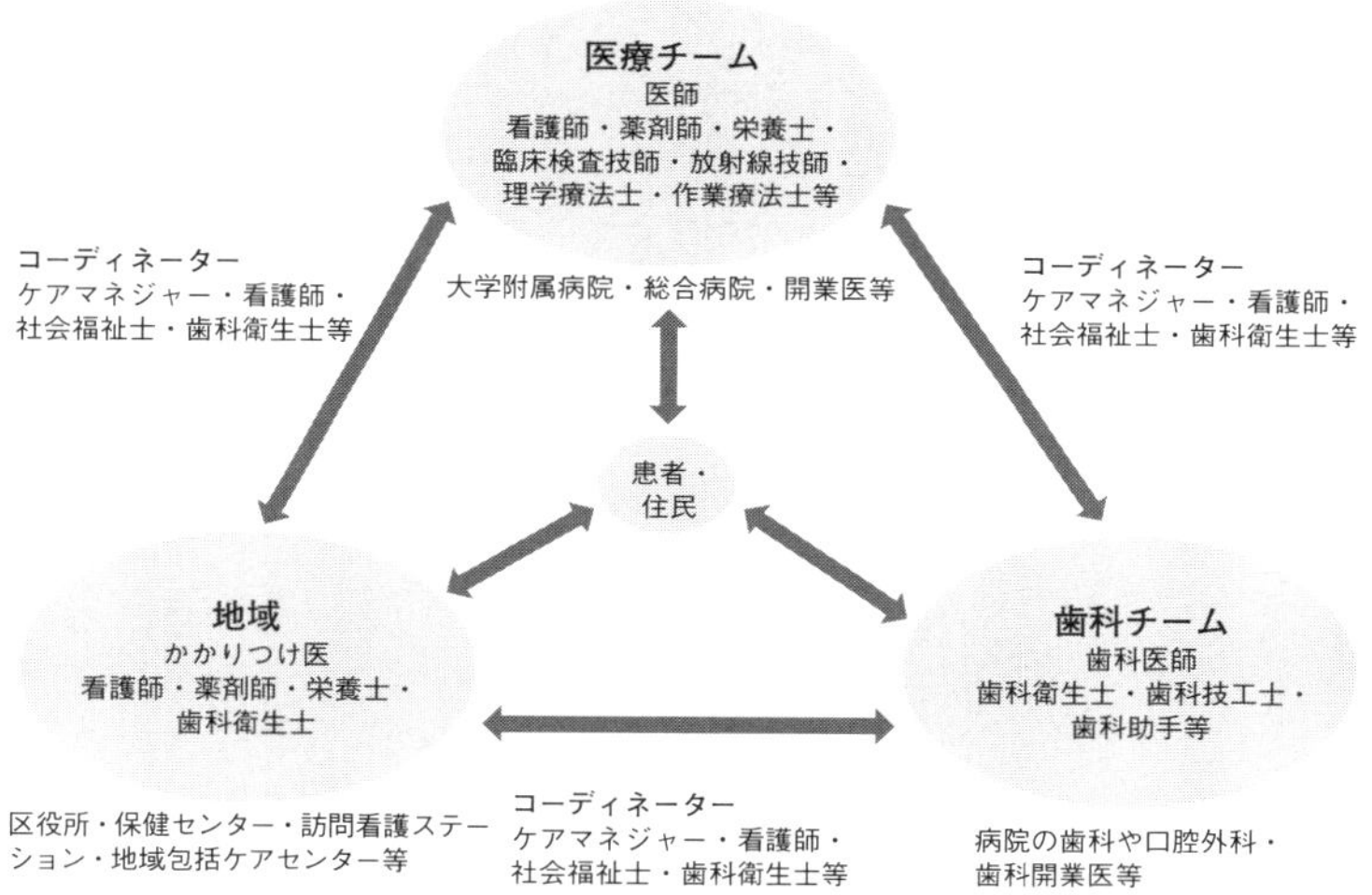

請《せい》が検討されます。

入院時から退院後の生活を視野に置きながら医療《いりょう》職の人たちは患者《かんじゃ》と接しています。治療《ちりょう》に加え、「病院」から生活の場である「地域」へ、治療《ちりょう》を主体にした「医療《いりょう》」から生活を支える「介護《かいご》」への移行を手助けし、その人らしい自立した生活をサポートするために、医療《いりょう》は介《かい》護《ご》・福祉《ふくし》と一体となって活動します。

医療《いりょう》に関連する専門職として働く場合、このように社会で医療《いりょう》がどのような役割をもっているか知っておくことは必要です。それによって、専門職であるみずからの立ち位置や役割が見えてきます。

さまざまな専門職が連携《れんけい》し、協力し合う「チーム」

前段で述べたことは「地域包括《ほうかつ》ケアシステム」と呼ばれていて、ここで重要なキーワードが「チーム」です。

これは一人の患者《かんじゃ》さんやサービスの利用者に対して医師・看護師・栄養士・薬剤師など複数の専門職の人たちが連携《れんけい》し、治療《ちりょう》やケアに当たることをチーム医療《いりょう》といいます。もちろん歯科衛生士や歯科技工士もこのなかに入ります。

さまざまな職種が連携《れんけい》し合って進める「チーム」という考えは、病院と地域の連携《れんけい》においても同様に存在します。その場合は、職場やその役割が異なる医療《いりょう》・介護《かいご》・福祉《ふくし》の専門職がチームを組んで活動します。患者《かんじゃ》さんや自宅で療養《りょうよう》しながら介護《かいご》や介護《かいご》などのサービスを利用する人の医療《いりょう》やケアの目的と情報を共有し、それぞれが専門とする業務を担当しますす。そして協力し合いながらよりよい医療《いりょう》・ケアを総合的かつ効率的に行っていくのです。

高まる口腔《こうくう》ケアの重要性とニーズ

最近では高齢者《こうれい》の肺炎《はいえん》や低栄養の原因のひとつに口腔《こうくう》機能の低下があげられ、また、歯周病が心疾患《しっかん》や糖尿病《とうにょう》の発症《はっしょう》や悪化に関係していることも広く知られるようになってきました。それにともない、口腔《こうくう》機能の維持《いじ》・向上と口腔《こうくう》ケアの大切さの認識が高まり、医科と歯科の連携《れんけい》が積極的に進められるようになってきています。

この医科と歯科の連携《れんけい》はひとつの病院で完結することもありますが、多くの場合は医科チームとしての病院や診療所《しんりょう》、地域の行政機関、歯科チームとしての歯科診療所《しんりょう》などから集まった専門職によるチームによって進められます。

チームを円滑《えんかつ》に機能させていくためにはリーダーの存在が必要で、医師や歯科医師がチームリーダーとなって、治療《ちりょう》方針を打ち出し、各専門職の意見を取り入れながら、指示を出して必要な治療《ちりょう》やケア、そのほかのサービスの提供を行います。

さらに連携《れんけい》を進めていくさいには、実際に各専門職をつなげていくコーディネーターが必要です。これはケアマネジャー、看護師、社会福祉士《ふくし》などが務めますが、最近では医科・歯科連携《れんけい》において歯科衛生士がコーディネーターとして活動する機会が出てきました。

ふだんの生活の中で垣間《かいま》見る歯科衛生士や歯科技工士は、治療《ちりょう》室で患者《かんじゃ》さんのケアをしていたり、歯科技工室の中で黙々《もくもく》と作業をしていたりする姿ではないでしょうか。しかし、その活動の場や役割は大きく広がっているのです。

歯科衛生士とは

歯と口腔の健康をサポートする国家免許をもつ専門職として

大事な歯と口腔《こうくう》の健康のために

歯科衛生士は、人びとの歯や口腔《こうくう》の健康づくりにたずさわる専門職です。その資格は国家免許であり、歯科衛生士法の第一条では、その目的をつぎのように規定しています。

「歯科疾患《しっかん》の予防及《およ》び口腔《こうくう》衛生の向上を図ることを目的とする」

むし歯はもちろんのこと、口の中にわずかな異変が生じただけでも食べたり、おしゃべりをしたりすることに不自由が生じます。また、単に不自由ということだけでなく、食事がスムーズにとれないことから体力が低下します。また歯周病から糖尿病《とうにょう》が悪化したり心臓病を発症《はっしょう》したりと、歯周病と全身の病気との関係があきらかになるなど、歯や口腔《こうくう》の状態が全身の健康と深くかかわっていることがわかってきました。このように歯や口腔《こうくう》の健康は、私たちが毎日をいきいきと暮《く》らす基盤《きばん》となっています。歯科衛生士は、こうした歯や口腔《こうくう》の健康をサポートする専門職です。

歯科衛生士の起こり――戦後、歯科予防処置を担当する職種として誕生《たんじょう》

明治や大正のはじめごろは、歯科医師になるために勉強中だった人が、「歯科書生」として歯科診療《しんりょう》所で助手として働いていたそうです。

そのころ、米国では歯科衛生士が誕生《たんじょう》していました。１９１３（大正２）年のころで、その誕生《たんじょう》は日本にも紹介《しょうかい》され「口腔《こうくう》衛生員」「口腔《こうくう》衛生士」などと訳されました。同時に、日本でも徐々《じょじょ》に歯科疾患《しっかん》の予防や口腔《こうくう》衛生の向上に関する活動が活発になり、１９２１年には小児歯科診療《しんりょう》を目的としたライオン児童歯科院《じどうしかいん》が開設されました。その翌年、米国では口腔《こうくう》衛生士が資格をもって小学校などで歯科衛生を担当していることを知った同院の院長である岡本清纓《おかもときよふさ》によって「口腔《こうくう》衛生手（Oral Hygienist）の養成が始まり、第二次世界大戦が開戦間近の１９３８（昭和13）年まで養成されました。

戦後連合国軍総司令部（ＧＨＱ）の占領《せんりょう》下、日本ではさまざまな制度が変革されていきましたが、そのひとつに「保健所法の改正」がありました。これによって保健所の業務に〝歯科衛生〟が新たに加わり、歯科衛生の業務に〝予防処置〟が含《ふく》まれることになったの

です。それにともない、歯科衛生を担う新たな職種が必要となり、１９５０年にわが国初の歯科衛生士が誕生《たんじょう》しました。

歯科衛生士の業務を定める法律とその変遷《へんせん》

歯科衛生士の立場や役割は「歯科衛生士法」に基づいて定められていますが、その内容は社会の情況によって変化してきました。また法律はその時々の社会背景などを受けて改正を重ねてきました。以下にその変遷《へんせん》をご紹介《しょうかい》しましょう。歯科衛生士の存在や求められる役割が、社会情勢の移り変わりによって変化してきていることが読み取れます。

・１９４７（昭和22）年：保健所法改正。保健所業務に歯科予防処置や歯科保健指導を主たる業務とした歯科衛生が取り入れられる。
・１９４８（昭和23）年：歯科衛生士法制定。歯科衛生士学校養成所が設置。
・１９５５（昭和30）年：歯科衛生士法の一部改正。「診療《しんりょう》の補助」が業務に加わる。
・１９８３（昭和58）年：歯科衛生士学校養成所指定規則の改正。修業年数を1年から2年以上に、時間数１９６５時間に改正。
・１９８９（平成元）年：歯科衛生士法の改正。①歯科保健指導が業務に追加、②歯科衛生士免許《めんきょ》を都道府県知事から厚生《こうせい》大臣（現、厚生労働《こうせいろうどう》大臣）による国家免許に、③試験や登録業務を厚生大臣の指定機関に委ねられた。

・２００４（平成16）年：国立大学２校で歯科衛生士４年制教育開始。

・２００５（平成17）年：歯科衛生士学校養成所が３年制教育に。

・２０１２（平成24）年：男性歯科衛生士が登場。

・２０１５（平成27）年：歯科衛生士法の改正。第２条第１項《こう》にある業務規定について「歯科医師の直接の指導の下に、歯・口腔《こうくう》疾患《しっかん》の予防処置としてつぎに掲《かか》げる行為《こうい》を行うことを業とする女子をいう」に関して、「歯科医師の直接の指導の下に」を「歯科医師の指導の下に」に、「女子」を「者」に改めた。併《あわ》せて、第13条の５に「歯科衛生士は、その業務を行うに当たっては、歯科医師その他の歯科医療《いりょう》関係者と緊密《きんみつ》な連携《れんけい》を図り、適正な歯科医療《いりょう》の確保に努めなければならない」を新設。活動範囲の拡大と連携《れんけい》の重要性を示した。

増加傾向《けいこう》にある歯科衛生士

歯科衛生士は２０１６年度で12万３８３１人おり、前回調査を行った２０１４年度に比べると７５３２人（６・５％）増加しています。また、就業している歯科衛生士を年齢《ねんれい》別に見ると、25歳《さい》から49歳《さい》までの年代が占《し》める割合はほぼ均等です。

女性が働く場合、結婚、出産、育児、そして介護《かいご》といった私生活でのイベントの影響を男性よりも多く受けがちです。それによって、離職《りしょく》したり、復職したりして実際に働く人たちの年齢《ねんれい》の割合は変化します。しかし、歯科衛生士のように働く人たちの年齢《ねんれい》の割合に大きな差が見られないことは、働き続けやすい状況であることが考えられます。実際、いろいろな職場で、勤務日数を限定したり、日々の勤務時間を短時間にしたりして介護《かいご》や家事との両立を図りやすい働き方ができるなど、復職・就業条件が整えられつつあります。歯科衛生士の数が増加傾向《けいこう》にあるのは、こうした環境《かんきょう》も関係していると考えられます。

歯科衛生士の仕事

診療補助だけでなく病院、役所などさまざまな職場で幅広く活躍

生涯《しょうがい》にわたる人の歯と口腔《こうくう》の健康をサポート

ここでは、具体的にどのような仕事を行うかについて説明します。まず、歯科衛生士の仕事は歯科衛生士法で、「歯科予防処置」「歯科診療《しんりょう》の補助」「歯科保健指導」の三つが定められています。

●歯科予防処置

口腔《こうくう》の主な病気は大きく分けて「むし歯」と「歯周病」の二つで、ここでいう「予防」

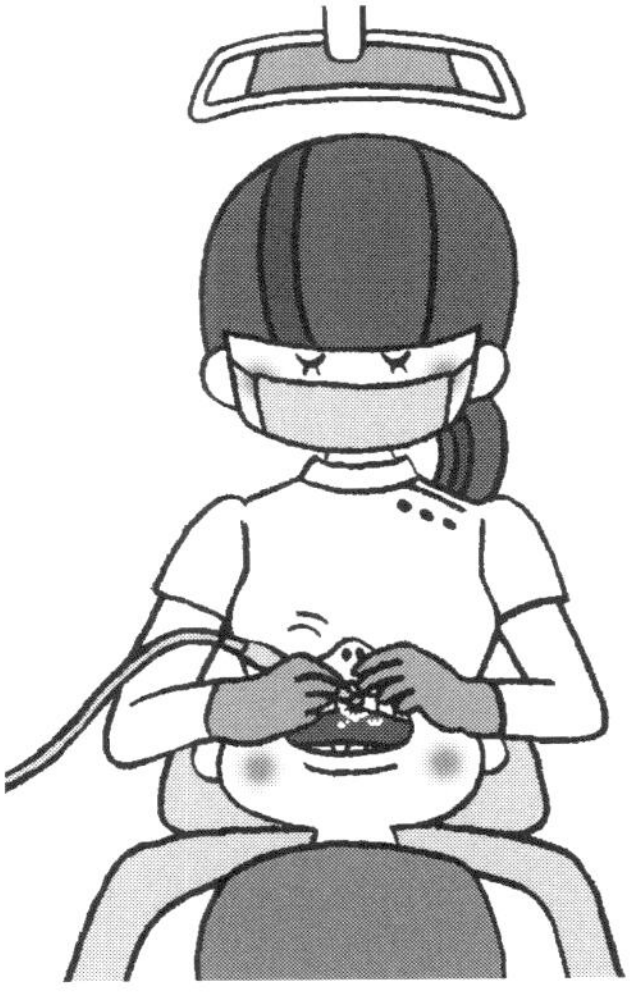

とはこれらの病気にかからないようにすることをいいます。

具体的には、

・正しい歯みがきの方法を指導する「ブラッシング指導」

・フッ素等を歯に塗《ぬ》る「薬物塗布《とふ》」。フッ素はむし歯になりかけた歯を修復する再石灰化をうながし、歯の質を強化し、むし歯の原因となる菌《きん》の働きを弱めて歯を溶《と》かす酸が作られるのを抑《おさ》える働きがあります。

・歯や口腔《こうくう》内の汚《よご》れを専門的な方法で取り除く「機械的歯面清掃《せいそう》」、などを行います。

●歯科診療《しんりょう》の補助

歯科医師が診療《しんりょう》をスムーズに進められるように補助します。具体的には、治療《ちりょう》に必要な器具や消毒薬や止血剤《ざい》などの薬剤、脱脂《だっし》綿・滅菌《めっきん》したガーゼなどを診療《しんりょう》開始前に準備し、治療《ちりょう》中は器具を歯科医師に手渡《てわた》したり歯型をとるために必要な物品の準備をしたり、治療《ちりょう》中の患者《かんじゃ》さんの口内にたまった唾液《だえき》を機械で吸い取るなどの作業をします。また、歯科医

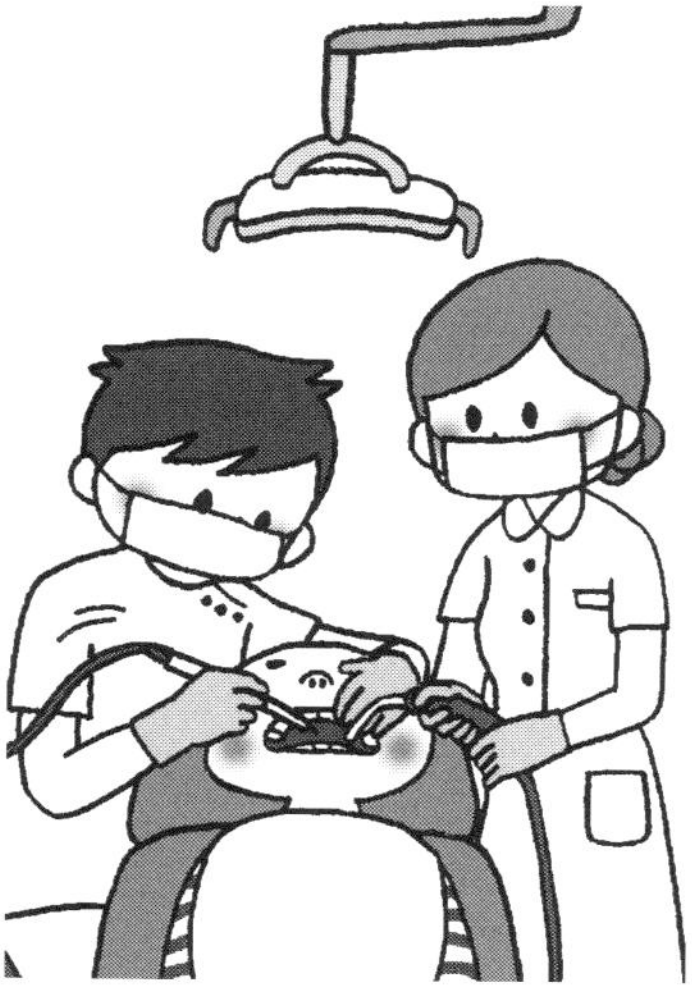

師の指示を受けて歯石《しせき》を取り除くスケーリングを行ったりします。

さらに患者《かんじゃ》さんの不安を和らげるための声かけや、患者《かんじゃ》さんと歯科医師とのコミュニケーションに配慮《はいりょ》して、患者《かんじゃ》さんが医師に聞きたいことや聞きにくそうにしていることなどを察知して歯科医師に聞く、ということも行います。スムーズで質の高い診療《しんりょう》と、より満足のいく治療《ちりょう》のために、歯科衛生士の働きが期待されています。

●歯科保健指導

歯科領域における保健指導では、つぎのようなものが行われています。

・歯みがき指導を中心とした口腔《こうくう》衛生指導
・寝《ね》たきり状態の人や日常生活を送っていくのに誰《だれ》かの手伝いを必要とする人に対する訪問口腔《こうくう》ケアなど

そのほか、最近では、

・ものの食べ方やかみ方を通した食育支援《しえん》
・高齢《こうれい》者や要介護《かいご》状態の人に対して、ものをかんだり（咀嚼《そしゃく》）、飲み込《こ》んだり（嚥下《えんげ》）する力を強くするための摂食《せっしょく》・嚥下《えんげ》機能訓練

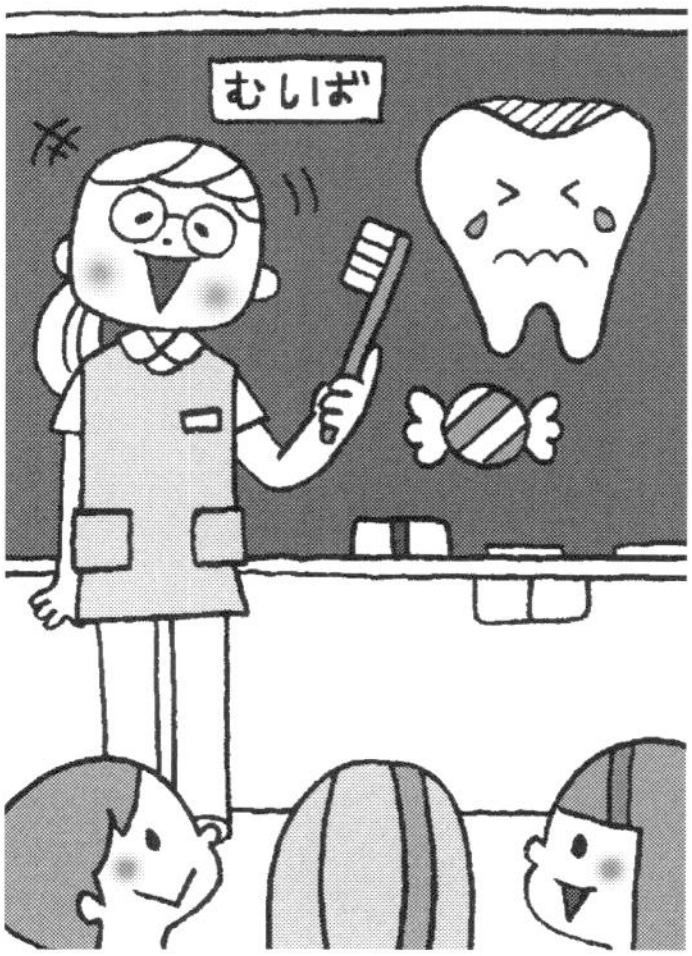

など、新しい保健指導の取り組みも広まりつつあります。

人が歯を失う原因の90%はむし歯と歯周病だといわれています。前述のような予防処置や保健指導で歯と口腔《こうくう》の健康を維持《いじ》することは、いつまでも自分の歯でおいしくものを食べ、会話を楽しみ、いきいきと暮《く》らしていくために大切です。それだけに歯科衛生士は重要な役割を担っているのです。

そして予防処置や保健指導は、禁煙《きんえん》指導や食習慣などと関連づけながら、その人の生活習慣や行動をよりよいものに変えていくことになります。しかし、それまで続けてきた習慣を変えることはとても大変です。患者《かんじゃ》さんや指導する相手にその内容を理解し、納得してもらえるよう、「知識」「技

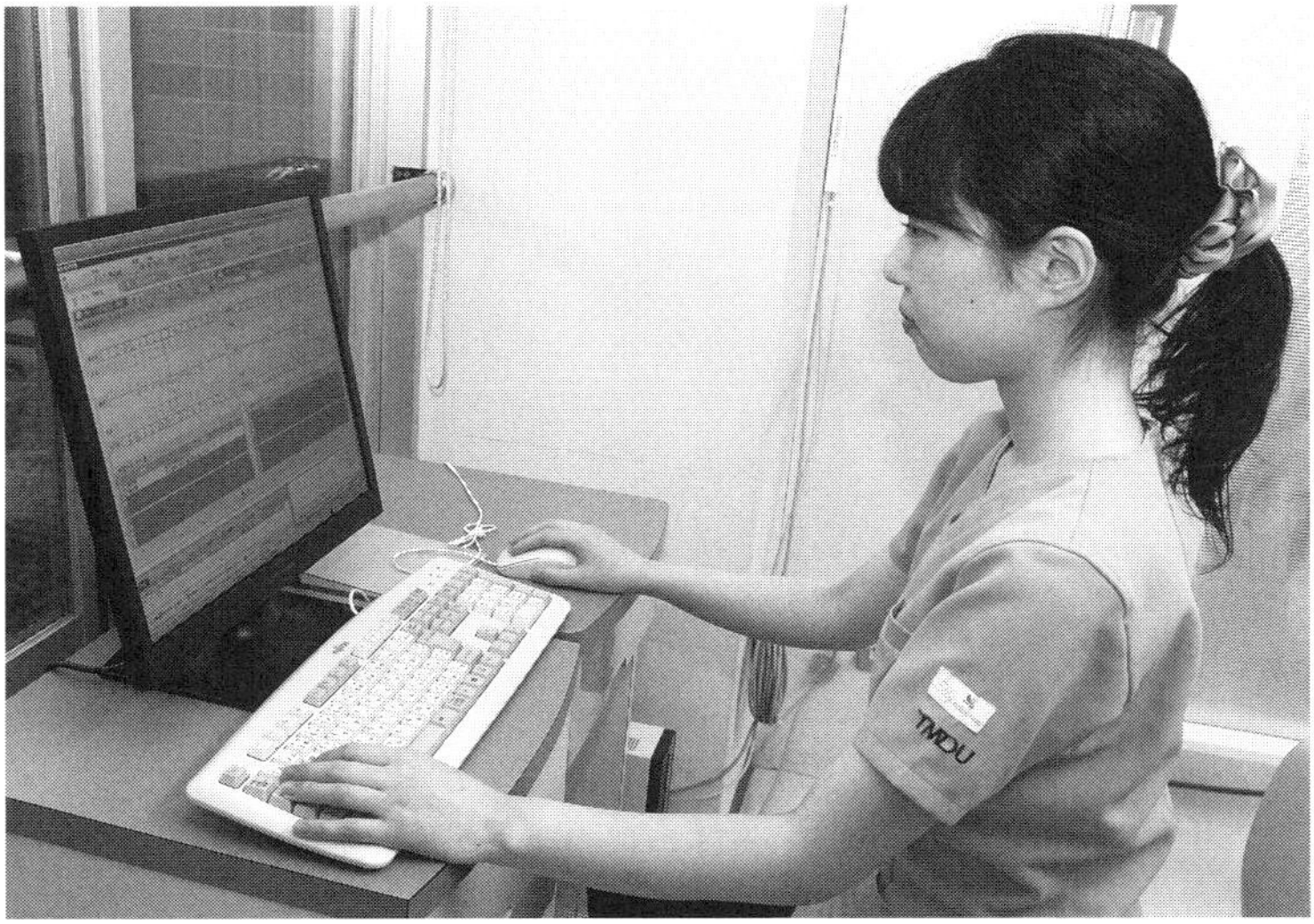

担当する患者さんのカルテをチェックするのも歯科衛生士の仕事だ

術」に加えて細やかな「コミュニケーション能力」が求められます。

なお、これらの業務のほか、職場によって違《ちが》いはあるものの、職場の掃除《そうじ》・整理整頓《せいとん》などの環境《かんきょう》整備、各種機器の洗浄《せんじょう》・消毒・滅菌《めっきん》、消毒薬をはじめとした薬剤《やくざい》の管理といった医療《いりょう》安全に関する業務なども毎日の仕事として含《ふく》まれます。

歯科衛生士の活動の場

歯科衛生士が働いている場所として、読者のみなさんがすぐに思いつくのは、身近な歯科医院でないでしょうか。確かに厚生労働省の調査（平成28年衛生行政報告例〔就業医療関係者〕の概況《がいきょう》）をみると、就業している歯科衛生士の90・6％が診療所《しんりょうじょ》で働いています。しかし、就業場所をみるとさまざまで図表2にあるようにいろいろな場所で活躍《かつやく》しています。

その内訳をみると、歯科医院やクリニックと病院・大学病院といった患者《かんじゃ》さんを対象にした「臨床《りんしょう》」と呼ばれている治療《ちりょう》の場のほかに保健所や市町村などの「行政」の場、そのほか教育機関や介護《かいご》施設《しせつ》など、活動の範囲《はんい》の広さがうかがわれます。これらの活動場所には、仕事の内容に違《ちが》いがみえます。歯科衛生士の勤務先として多くの割合を占《し》めるつぎの3カ所に見られる傾向《けいこう》を説明しましょう。

図表2 歯科衛生士の活動場所

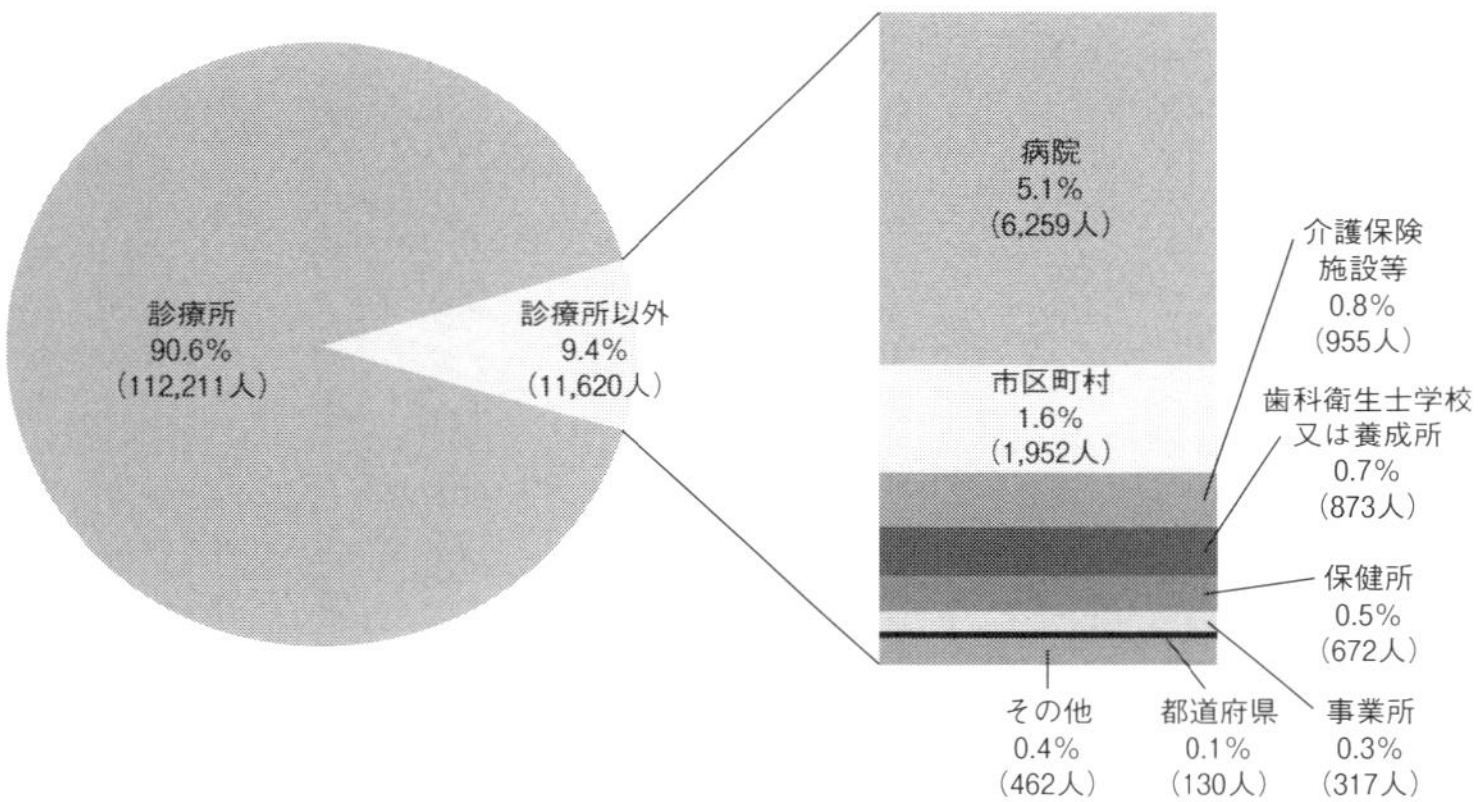

「平成28年衛生行政報告例（就業医療関係者の概況）」より作成

●歯科医院・クリニック

診療《しんりょう》の補助業務が多い傾向《けいこう》にあります。

具体的な仕事の内容は、各職場のスタッフ構成によっても変わってきます。たとえば事務スタッフや歯科助手がいたり、歯科衛生士が複数名いる職場では、受付業務やカルテ管理は事務スタッフが行い、治療《ちりょう》に使う器具の準備や使用後の洗浄《せんじょう》・消毒などは歯科助手と歯科衛生士が協力しながら行います。しかし事務スタッフや歯科助手がいない職場では、歯科衛生士が事務スタッフや歯科助手の仕事を兼《けん》任《にん》もしくは一部兼任《けんにん》することもあります。

また、歯科衛生士による口腔《こうくう》ケア外来や保健指導、訪問活動などに力を入れている歯科医院・クリニックもあります。

このように、それぞれの規模やスタッフ構成によって歯科衛生士の仕事の内容に違《ちが》いがあります。

●病院・大学病院

歯科大学病院や歯科に特化した病院では、矯正《きょうせい》科や障がい児科というように診療《しんりょう》科が細かく分かれていて、なかには「口腔《こうくう》ケア外来」のように歯科衛生士が中心になって活動する外来もあります。それらを複数名いる歯科衛生士がローテーションで業務に当たります。さらに薬剤《やくざい》部、医療《いりょう》器材の洗浄《せんじょう》や消毒・滅菌《めっきん》して管理する中央材料室といった専門部署があり、それらの業務については歯科衛生士がかかわらない職場もあります。

●行政

保健指導や事務的作業の割合が多い傾向《けいこう》にあります。また、地域内の訪問活動や保健センターなどでのイベント、乳児や妊婦《にんぷ》の健診《けんしん》業務などを行います。

ミニドキュメント 1 公務員の歯科衛生士

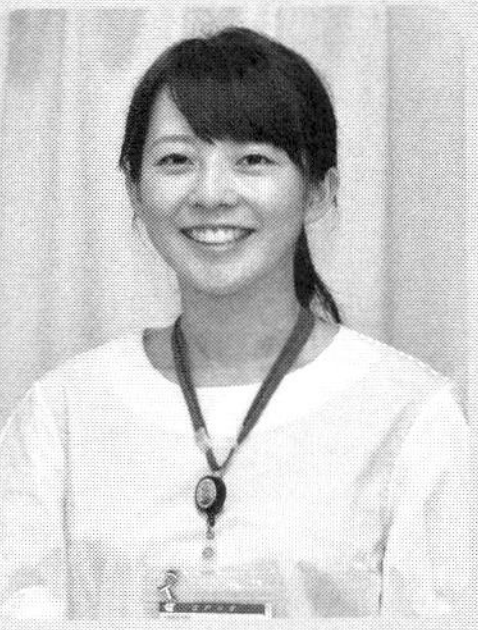

歯科衛生士として健康なまちづくりの一端を担う

江戸川区健康部《えどがわくけんこうぶ》
本田愛子《ほんだあいこ》さん

〝予防〟に魅力《みりょく》を感じて行政に

東京都の江戸川区に勤務する本田愛子さんは中学生のころ、歯の矯正《きょうせい》治療《ちりょう》を受けた経験から「将来は歯科に関係する仕事に就きたい」と考えていました。そして高校生になって具体的に進路を考えたとき、手にしたのが当時販売《はんばい》されていた『歯科衛生士・歯科技工士になるには』だったそうです。

「歯科医師になろうか、それ以外の歯科関係の職に就こうか迷っていたとき、この本を手にしました。その中に登場していた行政に勤務する歯科衛生士の〝予防〟を主にした活動に心が大きく動きました。そして病気にならないように働きかける仕事をしてみたい、と思うようになったのです」と本田さん。

同じ時期、「将来は歯科関係の仕事をしたいのだけれど、進路をまだ絞《しぼ》り切れていない。どちらかといえば予防に関する仕事がしたい」と漠然《ばくぜん》とした希望を先生に話すと、「予防なら歯科衛生士」とアドバイスを受け、本田さんは進路を定めました。

そして国立大学法人東京医科歯科《とうきょういかしか》大学歯学部口腔《こうくう》保健学科で学び、就職活動の時期を迎《むか》えました。ところが、行政への就職は狭《せま》き門。全国の地方自治体に勤務する歯科専門職員は約1000名。歯科衛生士のいない自治体が大多数の上、欠員が生じた場合に新たな募集《ぼしゅう》がかけられることがほとんど。本田さんは、大学の先生をはじめいろいろな人に「歯科衛生士として行政で仕事をしたい」と自分の希望を伝え、何か情報があれば教えてもらえるようにしました。そしていくつかの試験を受けたものの、採用の通知をもらうことはできませんでした。

そのため、大学卒業後は歯科診療《しんりょう》所に就職しました。しばらくすると特別区の保健センターでの乳幼児歯科健診《けんしん》に従事する歯科衛生士を探しているとの話、続いて産休に入る歯科衛生士の代替《だいたい》職員募集《ぼしゅう》の話が本田さんのもとへ届いたのです。願ってもないことでした。

勤務していた歯科診療《しんりょう》所の許可を得て、昼間に代替《だいたい》職員としての勤務を行い、夕方から歯科診療《しんりょう》所の仕事に入るという生活を送りました。同時に、本採用の話があったらいつでも臨めるように、勉強も続けていました。

1年ほどたったころ、本田さんのもとに東京都特別区のひとつ、江戸川区で歯科衛生士を募集《ぼしゅう》しているとの情報が届きました。採用試験を受けた本田さんはみごとに合格し、念願の行政の歯科衛生士として仕事をすることになったのです。

歯科保健活動とそれを支えるデスクワーク

本田さんが勤務する江戸川区では区民の健康をサポートする健康部があり、区内8カ所の健康サポートセンターを拠点《きょてん》として、江戸川区民への健康相談、母子保健や生活習慣病予防、介護《かいご》予防のための教室の企画《きかく》や運営などを行っています。そして江戸川区に勤務する本田さんをはじめとした8名の歯科衛生士は8カ所ある健康サポートセンターに1名ずつ配属されて「歯と口の健康」に関するあらゆる取り組みを行っています。

地域のニーズに応じた、幼稚園《ようちえん》・保育園の健康教育や、小中学校PTAでの講演会、町会・自治会の健康講座などに出向いたり、地域のお祭りで展示コーナーを設けたり、イベントの企画《きかく》・運営をすることもあります。また、地域の歯科医院との連携《れんけい》ということで、歯科医師会との会議や研修、勉強会に参加することもあります。これらの基礎《きそ》として、歯科関連情報の収集や、江戸川区の歯や口のデータの活用、プレゼン資料の作成など、多くのデスクワークがあります。

とはいえ、日々の仕事は歯科衛生に関するものだけではありません。専門職である以前に、江戸川区職員としてほかの職員と協力しながら区民の対応に当たっています。そんな本田さんのある一日はつぎのようなものです。

8時30分　出勤。すぐにパソコンを起動して、メールなどのチェック。

9時　歯ッピー教室（1歳《さい》児歯科相談）に必要な物品の準備。当日従事の歯科衛生士との朝の打ち合わせ。

9時40分　歯ッピー教室開始。この日は、個別の歯科相談を担当する。

終了《しゅうりょう》後はほかの歯科衛生士と必要な情報を交換《こうかん》し、相談内容についてふり返りを行う。

12時　昼食・休憩《きゅうけい》

13時　1歳《さい》6カ月児歯科健診《けんしん》開始。健診《けんしん》の記録や個別の歯科相談を担当する。

15時　健診終了《けんしんしゅうりょう》。保健師・栄養士との会議に出席。健診《けんしん》時に気になったことや今後のフォローが必要かどうかなど、支援《しえん》の方向性について、情報共有を行う。データ取込《こみ》・入力チェックを行う。

16時　会議が終わると事務室に戻《もど》り、担当している事業のデータを分析《ぶんせき》し、効果を見るための資料を作成する。また、かかりつけ歯科医推進のためのポスターや、健口《けんこう》体操普及《ふきゅう》の

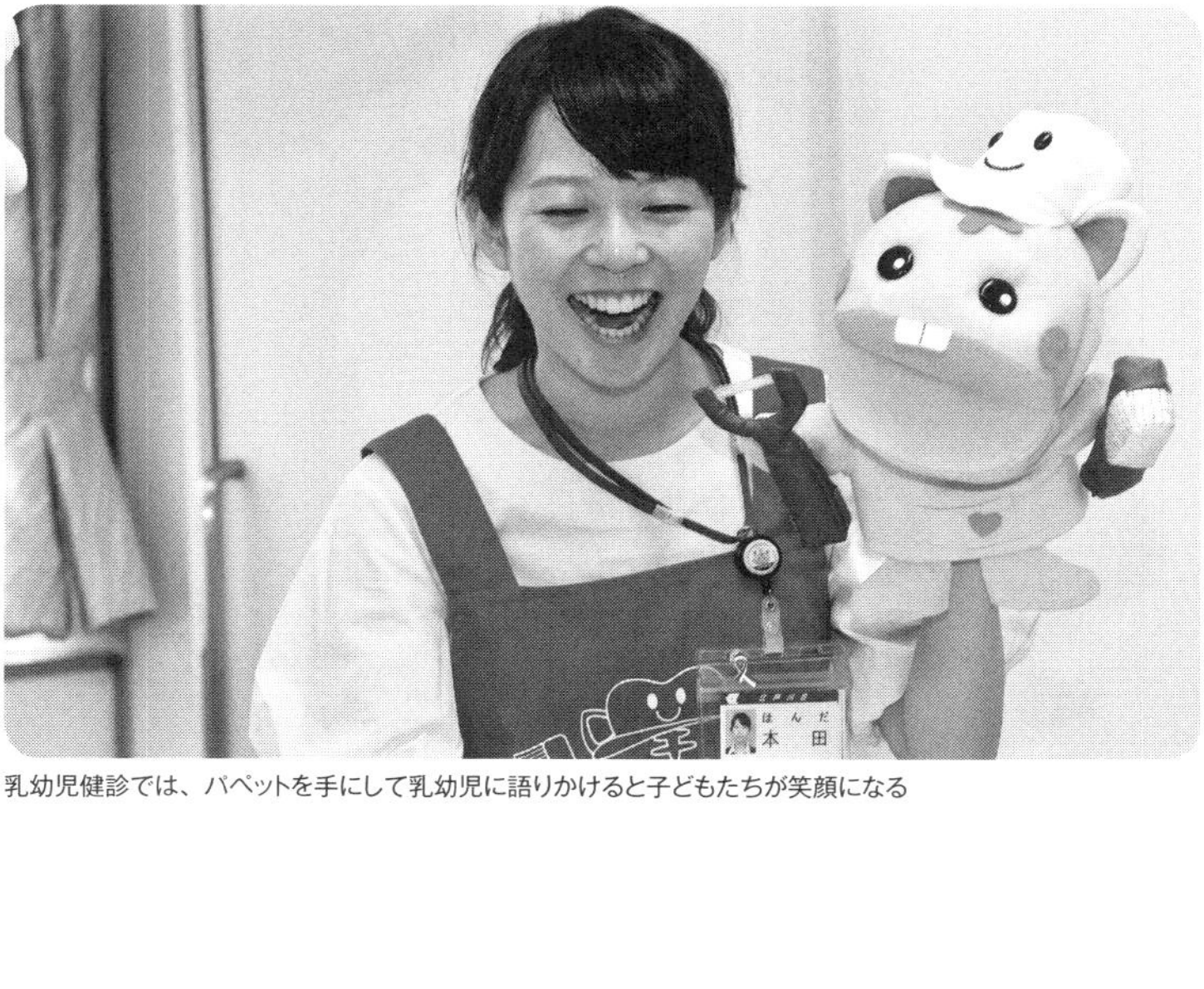

乳幼児健診では、パペットを手にして乳幼児に語りかけると子どもたちが笑顔になる

ためのリーフレットの原案を作成し、担当者どうしでメールのやりとりを行う。その間もさまざまな問い合わせの電話に対応したり、直接窓口でさまざまな申請《しんせい》を受け付けたりする。

この日は、直接、育児相談をしたいと若い母親が来所。

〈生後11カ月になるわが子に、まだ歯が生えてこない。この状態で離乳食《りにゅうしょく》を開始してだいじょうぶだろうか?〉

本田さんは赤ちゃんの口腔《こうくう》内の状況《じょうきょう》を聞きとり、歯の生える時期や赤ちゃんの成長に個人差があることを説明した。さらに離乳食《りにゅうしょく》についてくわしく相談できるように健康サポートセンター内にいる栄養士へとつなげた。

17時15分 翌日の業務を確認し、机上を片付けパソコンをシャットダウンして本日の業務終了《しゅうりょう》。

多職種との連携《れんけい》がポイント

健康サポートセンターで行われる3歳《さい》までの歯科健診《けんしん》は、歯科衛生士だけでなく、医師、歯科医師、栄養士、保健師、事務職などいくつかの職種が連携《れんけい》を取って生活全般《ぜんぱん》にわたる育児支援《しえん》としてのサポートをめざしています。この点も診療《しんりょう》所や病院に勤務する歯科衛生士とは異なる点といえるでしょう。

たとえば「甘《あま》いお菓子《かし》がやめられなく、むし歯になるのではないかと心配です」という相談を受けることがあります。そのさいも口《こう》腔《くう》だけでなく、なぜ甘《あま》いお菓子《かし》がやめられないのか、おやつや食事のほかにお母さんと子どものかかわり方や日常の生活はどうであるかなどの歯科以外のことにも視野を広げて話を聞くよう本田さんは心がけているそうです。「単に『甘《あま》いお菓子《かし》がやめられない』といっても、そこにはさまざまな問題がかくれている可能性があります。歯科の問題だけではない場合も多いため、ほかの職種と連携《れんけい》を取りながら、その人に合ったサポートをしています」と本田さんは言います。

キャラクター開発で仕事の手応え

江戸川区で歯と口の健康の取り組みを行うさい、「リッパー」というキャラクターが登場し、多くの区民に親しまれています。ポスターやリーフレットはもちろん、リッパーのパペットやシールもあります。

「乳幼児とお母さん、小中学生にもリッパーは親しまれています。乳幼児健診《けんしん》のさいには、パペットのリッパーを私たちが手にして乳幼児に語りかけたり、歯みがきのやり方を説明したりします。すると、子どもたちが笑顔《えがお》になり、まねて歯ブラシを持ってくれたりします」と本田さん。

実は本田さんが江戸川区に入職した当初、学校の歯科保健活動をさらに進めることが大きな課題となっていました。そして「行政としてもっと学校保健にかかわって、小中学生の歯と口の健康の意識を高めていくにはどうしたらいいか」を学校の養護教諭《きょうゆ》と話し合いを重ねていました。そこで「キャラクターがあれば子どもたちにも親しまれ、歯にも意識が向くのでは?」という意見が出ました。

早速、区内の中学生にデザインを募集《ぼしゅう》し、選考されて生まれたのがリッパーです。住民参加によるリッパー誕生《たんじょう》には、行政で働く本田さんたち歯科衛生士と学校の養護教諭《きょうゆ》との話し合いに加え、募集《ぼしゅう》方法の告知や募集《ぼしゅう》後の選考方法、結果発表などについて会議を重ね、戦略的に進める行政マンの働きがあったのです。

「行政の仕事は結果が出るまでに長い時間がかかります。そんな中でリッパーにまつわる一連の仕事は、確かな手応えを感じさせてくれた貴重な経験でした」と、本田さんは笑顔《えがお》を見せました。

住民としての視点を大切に

リッパーで味わえた手応えとは逆に、なかなか先が見えない取り組みも少なくありません。その不安から心が折れそうになることがあるそうです。

「そんなときは別のサポートセンターで働く歯科衛生士やほかの職種の先輩《せんぱい》に話を聞いてもらい、アドバイスやはげましを受けながら気持ちを新たにしています。また研修会などで、最新の知識を取り入れたり、相談の技術を学んだり、スキルアップも心がけています」と本田さん。

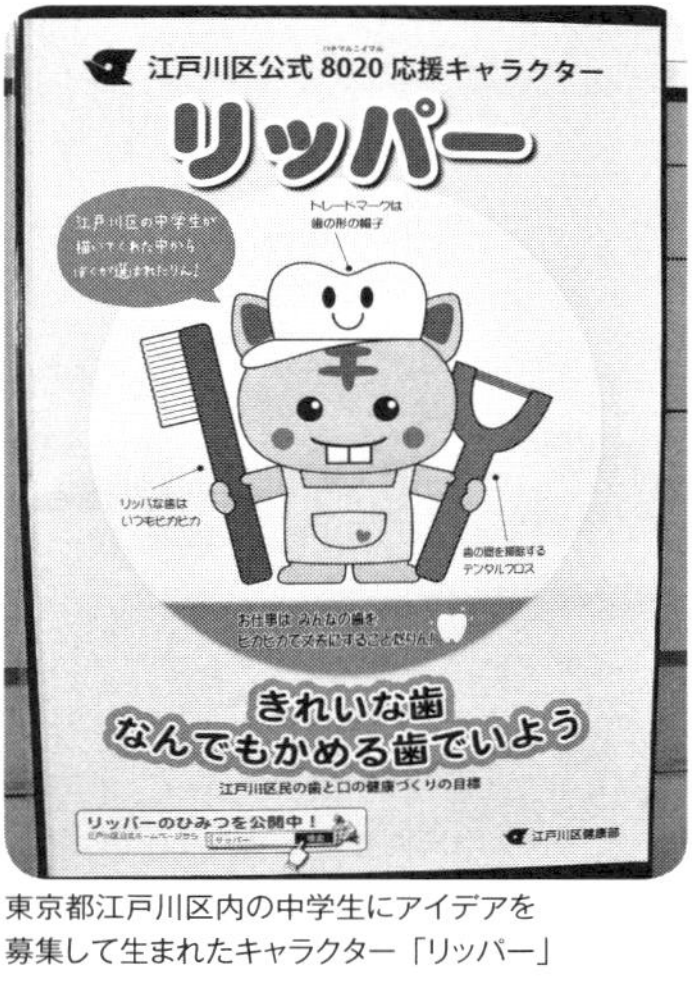
江戸川区公式8020応援キャラクター
リッパー
きれいな歯
なんでもかめる歯でいよう
江戸川区民の歯と口の健康づくりの目標
リッパーのひみつを公開中!
江戸川区健康部
東京都江戸川区内の中学生にアイデアを募集して生まれたキャラクター「リッパー」

「行政で働くうえで大切なこと、もしくは心がけていることは?」と問うと、「歯科衛生士である以前に、行政マンであることを常に忘れないように心がけています」、との答え。

歯科だけではなく介護《かいご》・福祉《ふくし》・医療全般《いりょうぜんぱん》・社会保障制度などの幅広《はばひろ》い知識をもつよう、そして学びえた知識や情報を日々更新《こうしん》していく努力を心がけているそうです。

今後は、仕事と家庭・育児を両立しながら「自分が区民だったらどうしてほしいか」ということを考えながら業務に取り組み、江戸川区民の歯と口の健康づくりをサポートしていこうとしています。

ミニドキュメント 2 訪問歯科の歯科衛生士

口腔ケアで在宅療養の方に笑顔と満足を！

かえで歯科 鈴木《すず》恵《き》美《え》子《み》さん

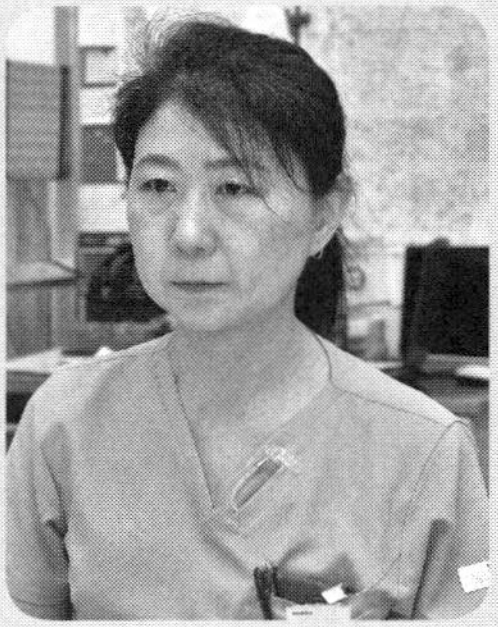

患者《かんじゃ》さんのもとへ出向いて口腔《こうくう》ケア

鈴木恵美子さんが勤務する「かえで歯科」は千葉《ちば》県松戸《まつど》市にあり、一般診療《いっぱんしんりょう》と訪問診療《しんりょう》を行っています。鈴木さんは訪問診療《しんりょう》をメーンに活動しています。

「私を含《ふく》めた４名の歯科衛生士が訪問口腔《こうくう》ケア専門に担当しています」と鈴木さん。訪問口腔《こうくう》ケアは独立した運営になっていて、鈴木さんは同部門の管理責任者としての役割も担っています。そんな鈴木さんのある一日をご紹介《しょうかい》しましょう。

8時30分 出勤。ユニフォームに着替《きが》え、カルテを準備。前回の状態やケアの内容を確認。

8時40分 院長と打ち合わせ。患者《かんじゃ》さんについての情報交換《こうかん》と、ケア時の留意点の確認。

8時50分　スタッフとスケジュールを確認。雑務を処理。患者《かんじゃ》さん宅からかかってきた訪問日程変更《へんこう》の電話に対応。

10時30分　口腔《こうくう》ケアなどに使用するものが入ったバッグを持って、車で訪問先へ。

11時～13時　３軒《げん》の患者《かんじゃ》さん宅を訪問。

14時15分　診療《しんりょう》所に戻って、持ち帰った医療《いりょう》用廃棄《はいき》物などを処理。手洗い。

14時40分　簡単に昼食をすませ、休憩《きゅうけい》をとる。

15時　訪問内容の記録、次回の予定の入力、スタッフの勤務予定や勤務日数の計算などの事務作業などを行う。

17時　スタッフルームを片付けて業務終了《しゅうりょう》。

訪問スケジュールは、患者《かんじゃ》さんの予定を最優先するほか、診療《しんりょう》所との移動時間や担当となる歯科衛生士のスケジュールとすり合わせながら決めています。しかし、訪問したら患者《かんじゃ》さんの体調が芳《かんば》しくなく、血圧や脈拍《みゃくはく》などを測って口腔《こうくう》をチェックしただけで帰宅することになったり、認知症《しょう》を患《わずら》っている方にその日のケアを受け入れてもらえずに予定以上に時間がかかってしまったりすることがあります。そのためスケジュールが狂《くる》うこともしばしばあるため、食事時間や休憩《きゅうけい》時間は決めずに、仕事の状況《じょうきょう》に合わせて食事をしたり休憩《きゅうけい》したりしているそうです。

復職をきっかけに訪問診療《しんりょう》の道へ

鈴木さんは衛生短期大学を卒業後、歯科衛生士として一般《いっぱん》の歯科診療《しんりょう》所に4年間勤務していましたが、その後、オーストラリアに語学留学。帰国後は歯科医療《いりょう》と関係のない仕事を約10年間経験。その間に結婚《けっこん》し、出産を機に離職《りしょく》し、専業主婦として過ごしました。

子どもが幼稚園《ようちえん》の年長組になるころ、「そろそろ何か仕事を……」と考えていた鈴木さんは、「歯科衛生士の資格をもっていると、短時間でも働ける」のを知りました。

そして、保健センターや休日診療《しんりょう》所、歯科医院などで家事・育児に支障のない短時間の仕事を行うなかに訪問診療《しんりょう》がありました。

「訪問ではご高齢《こうれい》の患者《かんじゃ》さんが多いのですが、私が学校で学んでいたころは高齢《こうれい》者に対するケアや訪問診療《しんりょう》について学ぶ機会はほとんどありませんでした。また、診療《しんりょう》所内でわからないことや困ったことがあれば、医師や仲間に相談することができますが、一人で活動する訪問の仕事ではそれは難しい環境《かんきょう》です。そのために、帰宅するといつも参考書や専門雑誌を読んだり、セミナーに参加し、知識を増やしていきました」、と訪問活動を始めた当初を鈴木さんはふり返ります。同時に、仕事を続ける中で、徐々《じょじょ》に患者《かんじゃ》さんの状態が改善してくる体験を重ね「しっかりとこの仕事に向き合っていこう」と決めました。そして2013年に現在の職場に就職したのです。

笑顔《えがお》を取り戻《もど》し、生活の質を高めるケア

鈴木さんはケアを通して患者《かんじゃ》さんのさまざまな変化を目の当たりにしてきました。

ある患者《かんじゃ》さんは医師から「あと2週間の命」と言われ、ご家族は「自宅で最期を看取りたい」と在宅介護《かいご》に踏《ふ》み切りました。鈴木さんが訪問すると、口を開けたまま喘《あえ》ぐような呼吸をしている患者《かんじゃ》さんの口腔《こうくう》はカラカラに乾《かわ》いて全面に汚《よご》れが付着していました。

鈴木さんは、口内を保湿《ほしつ》しながら少しずつ汚《よご》れを取り、唾液《だえき》の分泌《ぶんぴつ》をうながすマッサー

ジや口唇《こうしん》のマッサージ、顎《あご》を動かすなどを訪問のたびにくり返しました。すると、こびりついていた汚《よご》れが取れて口腔《こうくう》がうるおいを取り戻《もど》すにつれて、患者《かんじゃ》さんは口を閉じて楽に呼吸ができるようになってきました。口腔《こうくう》ケアや訪問診療《しんりょう》・訪問看護を受けながら5カ月間、家族との時間を過ごしました。

また、別の患者《かんじゃ》さんは病気による麻痺《まひ》と脳障害のために、まったく表情もなく、口を開けたり会話したりすることもできず、呼びかけてもいつもうとうとしている状態でした。鈴木さんが口腔《こうくう》ケアとともに、温かいタオルで顔に刺激《しげき》を与《あた》えて、マッサージすることを訪問のたびに行っていると、うとうとしている状態から徐々《じょじょ》に目をはっきり開けて口も動かせるようになり、今では口から食事をとれるようになってきました。

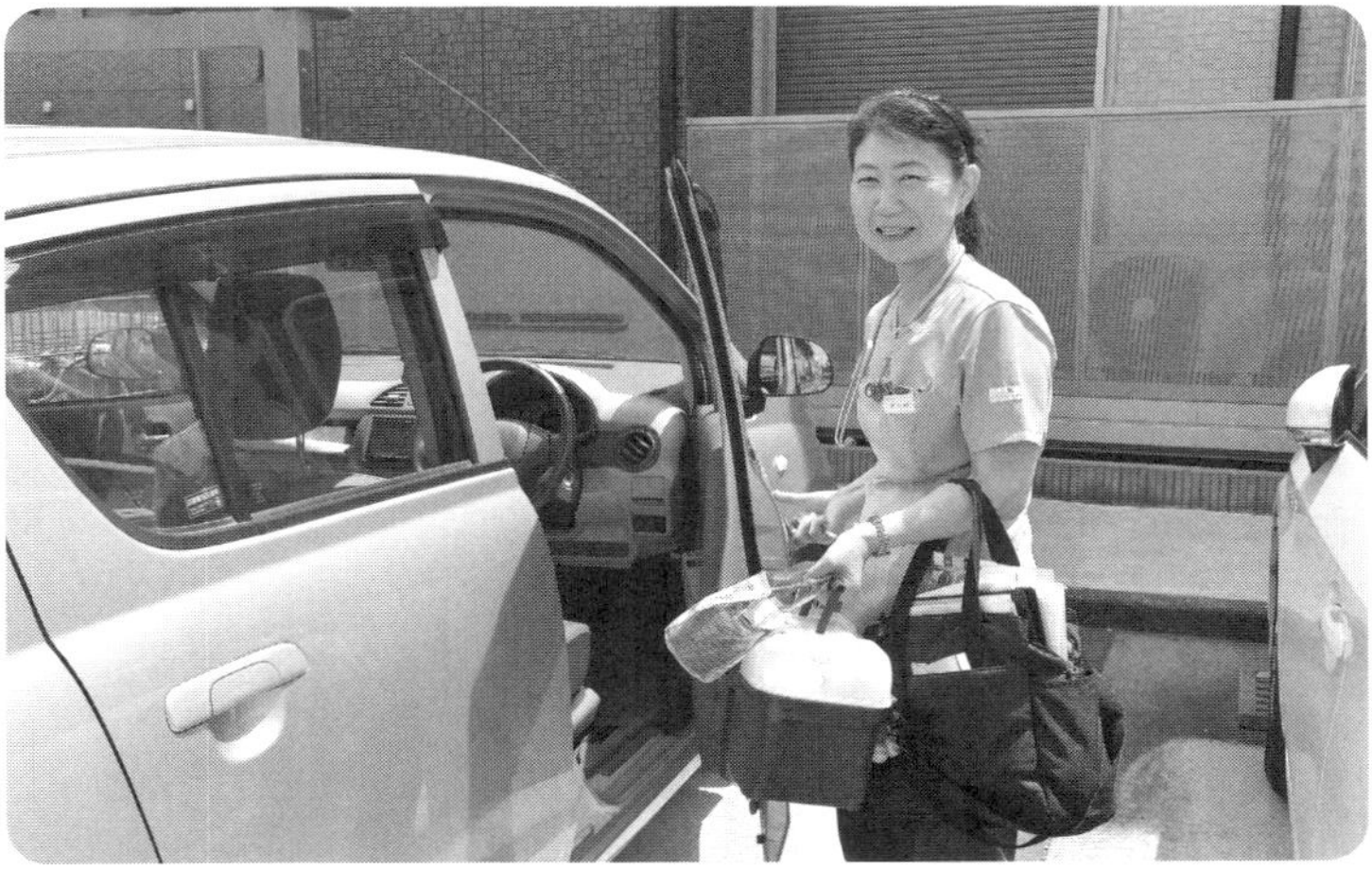

車を運転して患者さん宅へ出かけます

「口の中は脳に近く、刺激《しげき》を受けたり、清潔で気持ちよい状態にすることは脳へもよい作用があるといわれています。私はケアによってそれを体感し、ケアの手応えをしっかり感じ取っています」と鈴木さん。

口腔《こうくう》ケアなどを行うことによって自分で食事ができるように、再び話せるようになる人もいます。また入れ歯の状態をチェックしてしっかりかめるようにすることで体幹が安定し、足の踏《ふ》みしめる力も強くなって転倒予防にもなります。それまでしわしわだった口まわりに張りが出てきて実年齢《ねんれい》より若く見えることで活動意欲が高まったりもします。このように、口腔《こうくう》をケアして義歯や口に関連する問題を解決していくことで日常生活の質を高めていくことができるのです。

医科と歯科の連携《れんけい》システム

鈴木さんたちが活動している千葉県松戸市では、医科と歯科、そして歯科衛生士同士が連携《れんけい》を密にとっています。

訪問の相談を受けると歯科医師はそのお宅を訪問し、治療《ちりょう》が必要な人には診療《しんりょう》計画を立てて治療《ちりょう》を実施《じっし》し、口腔《こうくう》ケアなどが必要であればケアの指示を鈴木さんに出します。

鈴木さんたちは、実際に患者《かんじゃ》さんの口腔《こうくう》を観察し、歯科医師との話し合いの上、ケアの目標と計画を定め、それに沿ってケアを実践《じっせん》していきます。

ワークライフバランスを実現する訪問活動

鈴木さんが勤務する職場では訪問活動を行っている歯科衛生士の報酬《ほうしゅう》は、訪問の件数に

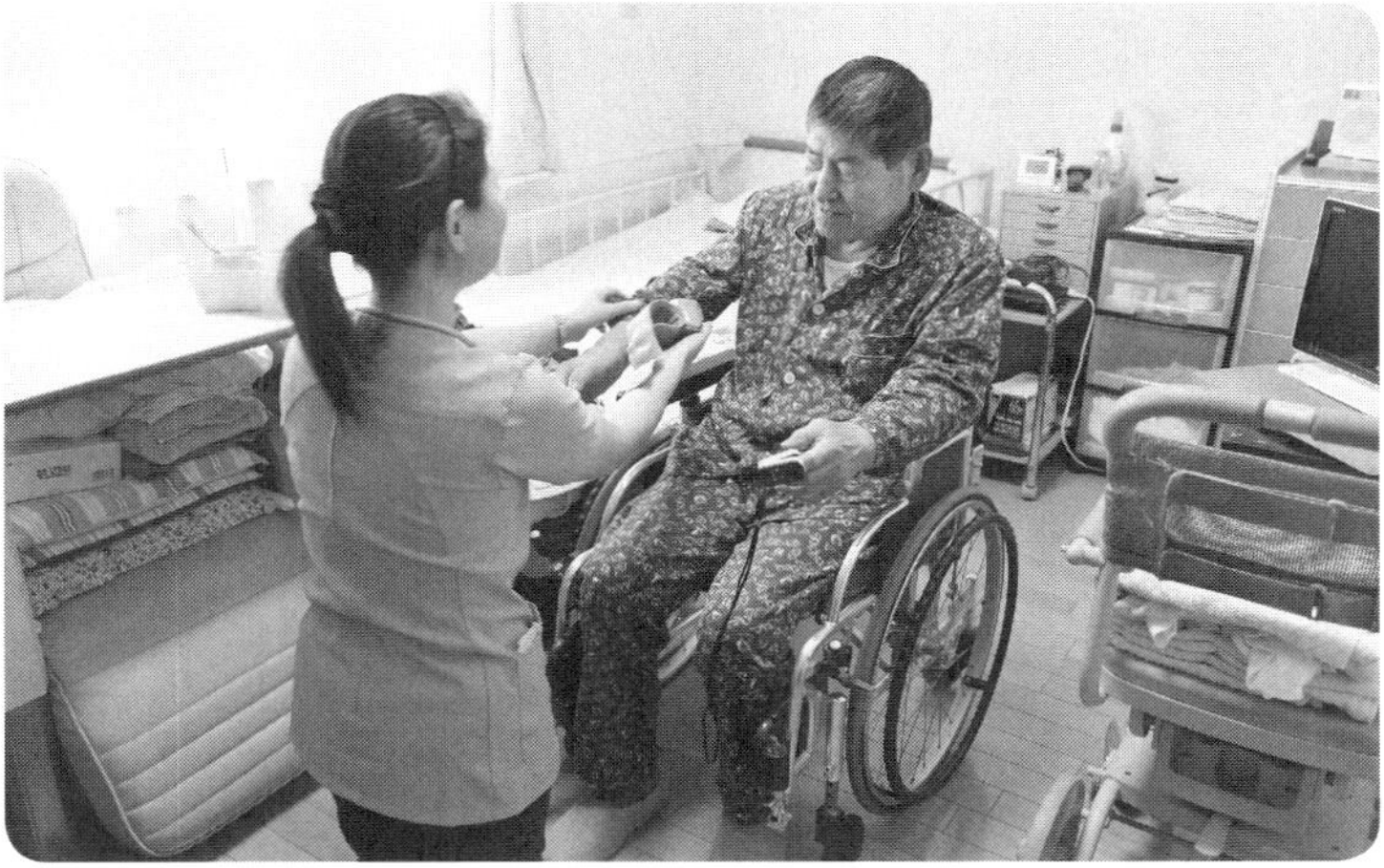

患者さん宅を訪問して、まず血圧を測定する鈴木さん

応じて支払われます。そのため、仕事量や働く時間帯を自分の都合で、調整できるメリットがあります。

プライベートと仕事の両立がしやすい働き方といえます。

「最後までお口で食べて、笑顔《えがお》でいられる支《し》援《えん》ができることは、私にとってこのうえない喜びです。もっと多くの人に訪問活動の輪が広がれば、もっと広い範囲でいろいろなことができると思います。どんなときも〝さわやかなお口で食べて笑えること〟〝快い呼吸、楽しい会話、美味しい食事〟の支援《しえん》を多くの仲間と行って、最後まで自分らしく笑顔《えがお》で暮《く》らせる支援《しえん》をしていきたいと願っています」

と鈴木さんはメッセージを送ります。

ミニドキュメント 3 地域医療の調整役

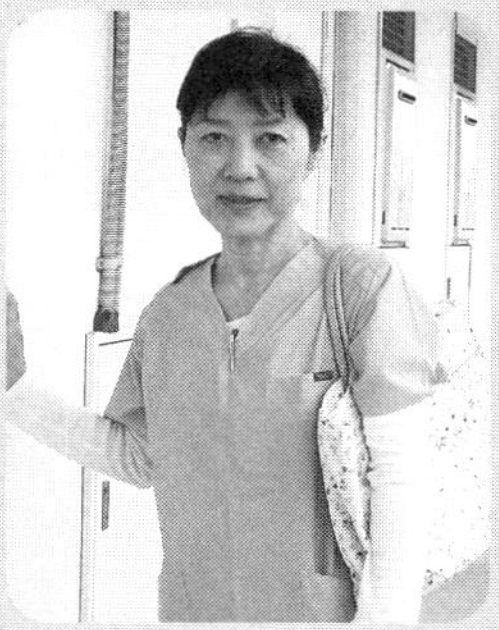

著者撮影

医科と歯科をつなげて要介護の人を健やかな口腔状態に

あおぞら診療所《しんりょうじょ》
山口《やまぐち》朱見《あけみ》さん

訪問診療《しんりょう》医や看護師と患者《かんじゃ》さんのもとへ

山口朱見さんは医師や看護師と行動をともにして患者《かんじゃ》さんの口腔《こうくう》を歯科衛生士の視点で観察します。口腔《こうくう》は清潔か、歯や歯肉に問題はないか、かむこと・飲み込《こ》むこと・話すことなどに支障はないかなどを調べ、治療《ちりょう》や口《こう》腔《くう》ケアおよび口腔《こうくう》に関連するリハビリテーションが必要であれば連携《れんけい》先の歯科医や歯科衛生士に紹介しています。これによって訪問診《しん》療《りょう》で見落とされがちな〝口腔《こうくう》〟にも歯科医や歯科衛生士による医療《いりょう》やケアを届けています。

歯科衛生士としての知識や経験が存分に活かされる医科との協働は、今後、社会からさらに求められるでしょう。

最期のその時まで健やかなお口で

訪問活動とともに歯科衛生士どうしの勉強会・研修会などを開催《かいさい》している山口さんの活動は、患者《かんじゃ》さんたちの言葉に教えていただくこと、口腔《こうくう》の状態から学ぶこと、が原動力です。なかでも強く心に残る患者《かんじゃ》さんの一人が、診療所《しんりょうじょ》に就職してすぐに出会った方です。

「お会いしたときのその方のお顔は土気色《つちけいろ》で、『口が気持ち悪い』と言ってつらそうな呼吸をしていらっしゃいました」

がん末期のその人は、自宅で最期を迎《むか》えるために帰ってきたのでした。口腔《こうくう》はただれた粘膜《ねんまく》からの出血と痰《たん》や歯垢《しこう》による汚《よご》れで悲惨《ひさん》な状態でした。医師は点滴《てんてき》を行い、山口さんはていねいに汚《よご》れを落とし、そばで看護師が取り除かれた汚《よご》れや唾液《だえき》を機械で吸引していくと顔色に少しずつ赤みがさしてきました。診療《しんりょう》とケアが終了《しゅうりょう》すると、「気持ちいい」と笑顔《えがお》を見せてくれたのでした。残念なことに患者《かんじゃ》さんは、その日の深夜に永眠《えいみん》されましたが、「きれいなお口で最期を迎《むか》えられてよかった」と訪問に当たったスタッフは思ったそうです。この経験は山口さんの、その後のケアに大きく影響するものとなっています。

人生全般《ぜんぱん》にわたるサポートを

医科と活動することで、より多くの人に歯科衛生士の専門的なケアを提供できます。「終末期の人に対しても口腔《こうくう》ケアは必要」と語る山口さんは、「訪問での口腔《こうくう》ケアが行える歯科衛生士を増やして、在宅療養《りょうよう》中のどの時期の方に対しても歯科がかかわれる道をつくっていきたい」と願っています。

歯科技工士とは

入れ歯などの製作を通して、健やかな暮らしをサポートします

全身の機能を支える小さな歯科技工物を作る医療《いりょう》専門職

歯科技工士とは、歯科補てつ物といわれる入れ歯や歯の被《かぶ》せ物・詰《つ》め物や、矯正装置《きょうせいそうち》などを作ったり、それらの加工・修理を行ったりする医療《いりょう》専門職です。歯科医院に治療《ちりょう》を受けに行ったさい、「歯科技工室」とプレートを掲《かか》げた院内の一室で、石膏《せっこう》でできた歯型に囲まれながら黙々《もくもく》と仕事に打ち込《こ》む姿を見かけたことはありませんか。その人はきっと歯科技工士です。

私たちの歯をよく見ると、細かい溝《みぞ》があり、かみ合わせ部分には深さの違《ちが》う何本もの溝《みぞ》が複雑に走っています。歯の大きさやこれらの溝《みぞ》の深さは人によって異なり、同じ人であっても一本一本が異なった複雑なものです。それらが絶妙《ぜつみょう》なバランスによって組み合わさ

っていることで、私たちはモノをしっかりかみ砕《くだ》き、飲み込《こ》み、味わいながら食事をすることができます。また、しっかりとした呼吸、発声・発音によって会話を楽しめ、自然なかみ合わせによって姿勢の維持《いじ》や踏《ふ》ん張る力と歩行力も保てます。しかし、どこかに、ほんのわずかでも異変が生じると、体のどこかに支障が出てしまいます。それは歯科技工士が作ったり、修理したりする歯科補てつ物などについても同じことがいえます。

歯科技工士が作り出すものの多くは指の先ほどの小さなものですが、それを使う人の全身に大きな影響《えいきょう》を与《あた》えます。また、歯列がわずかに前に出ていたり、逆に奥《おく》に引っ込《こ》んでいたり、歯の色によってもその人の印象は大きく違《ちが》ってきます。それだけに歯科技工士が作り出すものには、一人ひとりに合った正確さや、その人の印象を壊《こわ》さない見た目の美しさなどが求められます。

古くから行われていた歯科技工

歯科技工士が現在のように国家資格を有する医療《いりょう》専門職として医療《いりょう》チームで活躍《かつやく》するようになるまでには、さまざまな変遷《へんせん》を経てきました。

そもそも入れ歯自体は、かなり昔から存在していたといわれ、今から約470年前の戦国時代のものと思われる木製の入れ歯が発見されています。それは柘植《つげ》の木でできていて、前歯に当たる部分に彫刻《ちょうこく》が施《ほどこ》され、機能と見た目に配慮《はいりょ》したものだそうです。まさに歯科技工の技術は、昔から存在していたことがこのエピソードからわかります。

時代が進んで江戸中期になると、歯科技工の技術をもった人たちは「入れ歯細工職」という呼び名で専門職として活躍《かつやく》しました。さらに時代が進み、明治のはじめになると横浜《よこはま》の外国人歯科医師のもと、松岡萬蔵《まつおかまんぞう》という人物が歯科技工を専門に行い、その技術を多くの歯科医に教授したそうです。またこの前後では、歯科技工は主に歯科医師自身によって行われていましたが、明治末期になると歯科技工所ができて歯科医師が入れ歯作りなどを委託《いたく》するようになりました。

１９０６（明治39）年になって医師法・歯科医師法が整備され医療《いりょう》体制が徐々《じょじょ》に整ってくる中、１９１２（大正元）年に歯科技工士を認定しようとの動きが起こりましたが認定されることなく、日本は第一次世界大戦、第二次世界大戦と混乱の時期を迎《むか》えました。

そして戦後、ＧＨＱによる医療《いりょう》改革を経て、１９５５（昭和30）年に法律が制定され、歯科技工士の資格が都道府県知事免許として認められ、１９８２（昭和57）年になって厚生（現・厚生労働）大臣免許の国家資格となりました。

歯科技工士の業務を定める法律とその変遷《へんせん》

歯科技工士の業務や資格は、１９５５年に「歯科技工法」によって定められました。しかし、このときの資格は前項《ぜんこう》でもふれたように都道府県知事による免許で、教育および試験の内容や水準は都道府県ごとに異なりました。大臣免許をもつ国家資格にするために、歯科技工養成所の入学資格を高校卒業者に統一することや、養成所の学科課程の見直しなどが行われ、歯科技工士としての資質の向上を図ってきました。そして１９８２年に国家資格となりました。

さらに１９９４年には歯科技工法から歯科技工士法に改称《かいしょう》。名称《めいしょう》を「歯科技工法」から「歯科技工士法」と資格名称《めいしょう》を付したことには、医療《いりょう》専門職の一員としての立場をより一層明確にしたいという思いが込《こ》められていました。加えて、養成所の大学化も可能になり、大学や短大にも歯科技工士養成機関が開設できるようになりました。これによってさらなる資質の向上が図られるようになりました。

期待が集まる歯科技工の業界

就業歯科技工士の人数は２０１２年以降、わずかに減少傾向《けいこう》にありました。これは志望者が減少しているということのほか、養成機関が減少していたことの影響《えいきょう》が考えられます。

こうした状況を反映して、20歳《さい》代から30歳《さい》代前半の歯科技工士の割合は一桁台で、25歳《さい》未満は全体の５％に達しません。歯科技工士は30歳《さい》以上の年齢《ねんれい》層が多く50～54歳《さい》が５０４２人（14・６％）と最多です。60歳《さい》以上は減少してきますが、これは高齢《こうれい》になったために引退・廃業《はいぎょう》する人がいることが関係しているといえます。しかし、２０１６年には歯科衛生士の数に増加傾向がみられるようになってきました。歯科技工界では若い力に大きな期待がかけられています。

その一方、歯科技工所数を見ると、わずかずつではあるものの増加し続けています。これは診療《しんりょう》所や歯科技工所に勤務していた歯科技工士が退職して、新たに歯科技工所を起こしたためでしょう。起業志向の傾向が強いことの表われと思われます。

就業者数だけを見ると減少傾向《けいこう》にあって消極的な印象を受けますが、業界全体の傾向《けいこう》を見ると、ＣＡＤ／ＣＡＭシステムをはじめとしたＩＴ化が進み、これまでなかった新素材もつぎつぎと開発されています。また、人びとの高齢《こうれい》化が進む中、自分の体におこる老化にともなう変化を積極的にメンテナンスして、よりよい状態を保ちながら生活の質を維持《いじ》、もしくは高めたいと願う人が増えています。そういったニーズに応える資質と高い技術をもった歯科技工士は今後さらに社会から求められます。

歯科技工士の仕事

緻密に、そして美しく体の一部としての歯科補てつ物などを作る

「歯科技工」という仕事のプロフェッショナル

ひと言で表現すれば歯科技工士は、入れ歯や差し歯などを作るプロフェッショナル、と言えるでしょう。その仕事は、歯科医師の指示書に基づいて、入れ歯や歯の被《かぶ》せ物や詰《つ》め物、歯の矯正《きょうせい》装《そう》置《ち》などを作ったり、修理したりします。歯科技工士法では、その役割や資格についてつぎのように記されています。

「歯科技工」とは、特定人に対する歯科医療《いりょう》の用に供する補てつ物、充てん物又《また》は矯正《きょうせい》装《そう》置《ち》を作成し、修理し、又《また》は加工することをいう。

「歯科技工士」とは、厚生労働《こうせいろうどう》大臣の免許《めんきょ》を受けて、歯科技工を業とする者をいう。

（歯科技工士法第一章総則 第二条より引用）

歯科技工士の役割は単に〝作る〟だけではありません。歯科技工士が作り出す一つひとつのものは、それを用いる人が失った機能を補い、取り戻《もど》すためのものです。たとえば、むし歯やけがで歯が欠けてしまった部分に詰《つ》め物をしたり、抜《ぬ》けてしまった部分を入れ歯にしたりして、できるだけそれ以前と同じように機能を保つ必要があるのです。そのさい、顔や身長などが一人ひとり異なるように、歯や口腔《こうくう》もみんな異なるために、その違《ちが》いをしっかり把握《はあく》する必要があります。また、その人の生活習慣や価値観によっても、重点の置きどころが変わってきます。なかには機能面を満たすだけではなく、〝表情が映えるような白い歯にしてほしい〟といった要望を受けるときもあります。単に作るだけではなく、その人がどんな仕事や生活をして、機能面のほかにどのようなことを求めているかなどを把握《はあく》し、歯科補てつ物などを作り上げています。

歯科技工士が作り出す物

歯科技工士が製作する物にはつぎのようなものがあります。

●歯科補てつ物

・クラウン　失われた口腔《こうくう》の形態・機能を回復させることが目的。治療《ちりょう》によって歯を削《けず》った後に残った部分に人工の歯を被《かぶ》せる。そのようすが冠《かんむり》を被《かぶ》せるように見えることからクラウンと呼ばれる。「差し歯」「被《かぶ》せ物」とも呼ばれる。

・ブリッジ　抜《ぬ》けてしまった歯の代わりになる人工の歯と、その両どなりの歯に被《かぶ》せるクラウンが一体になったもの。抜《ぬ》けた歯の両どなりの歯を削《けず》ってクラウンを被《かぶ》せ、人工の歯を支えて欠損部分を補う。

・総義歯（入れ歯）　歯が1本もなくなった場合の入れ歯。

・局部義歯（部分入れ歯）　残っている歯や顎《あご》などを支えに、歯の形と機能を回復する。

・インプラント　顎《あご》の骨に人工の歯根を植え込《こ》み、それを支えに人工歯を装着《そうちゃく》。

●矯正装置《きょうせいそうち》　ずれている歯並《はなら》びや顎《あご》の位置などを適切な位置に矯正《きょうせい》する器具。

●マウスガード　口腔《こうくう》の保護装置《そうち》で、外力の衝撃《しょうげき》を和らげて口腔《こうくう》のけがや歯の破損や顎《あご》の骨折などを予防するための器具。

●エピテーゼ　事故や病気や生まれつきに欠損している顔や体の一部を補うための人工物。

これらのほかに、むし歯になった部分を削《けず》った後に詰《つ》める「充填物《じゅうてんぶつ》」と呼ばれるものも歯科技工士が作ります。

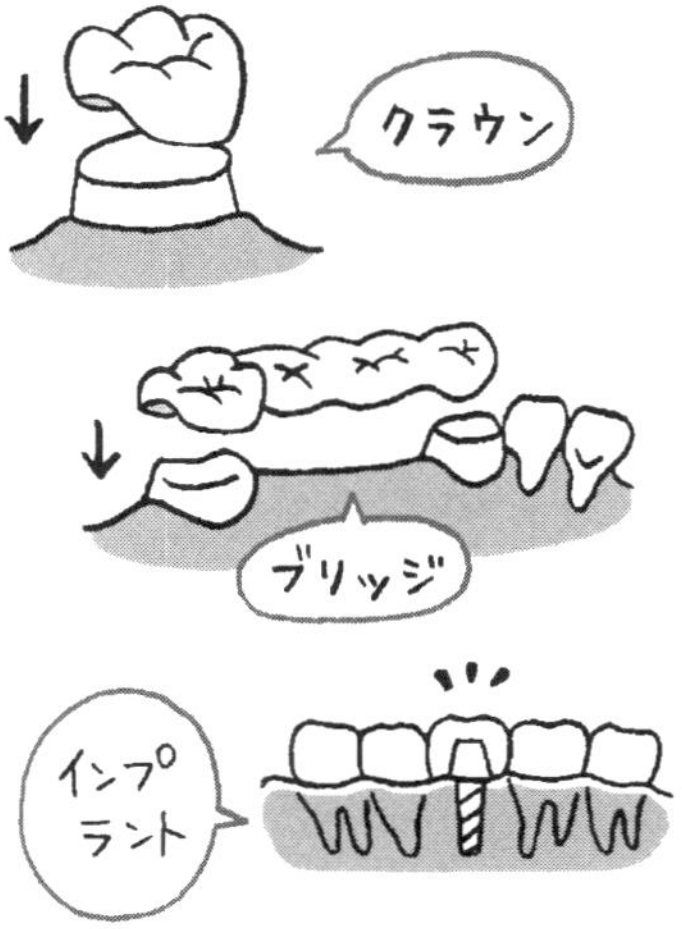

歯科技工の基本作業とこれからの歯科技工

前述のように歯科技工士が作製するものにはいろいろな種類がありますが、その多くはロスト・ワックス法と呼ばれるものを基本としています。

●歯科技工の基本となるロスト・ワックス法

ロスト・ワックス法の前段階として、歯科医が歯型を採取して石膏《せっこう》で模型を作ります。歯型の採取は「印象」といい、患者さんにゴム状の塊《かたまり》をかんでもらいます。それによって採れた歯型に石膏《せっこう》を流して模型を作り、入れ歯や被せ物などを作るための型とします。模型は歯科医師が記載《きさい》した歯科技工指示書とともに歯科技工士のもとへ届けられます。

① 届いた歯型をもとに、加熱されてやわらかくなったロウ（ワックス）で完成品と同じ形のものを作る。

② ①にストロー状のものをつけて筒《つつ》状の容器に入れ、耐熱《たいねつ》性のあるドロドロの石膏《せっこう》状の素材を周囲に流し込《こ》んで冷めて固まるまで待つ(a)。

③ ②を容器ごと７００℃くらいの高熱にかけると、ロウの部分は完全に焼失し空洞《くうどう》となる（焼成）(b)。

④ ストロー状の部分から、高熱で溶《と》かした完成品の素材を流し込《こ》む(c)。完全に冷めるの

を待って周囲の耐熱《たいねつ》素材を割って中から完成品に近い形になったものを取り出す(d)。

⑤ 取り出したものはかみ合わせやとなり合う歯との間隔《かんかく》などをチェックして調整する。

⑥ 最後に研磨《けんま》し、仕上げる(e)。

このように手作りが基本となる歯科技工ですが、ほかの業界と同じようにIT化が進んでいます。それを代表するのが歯科用CAD／CAMシステムです。これは計測装置《そうち》・設計装置《そうち》・加工装置《そうち》からなり、歯型から計測データをとって工作機械に転送し、技工物の作製までできます。また専用の器具を使って歯型をとらずに口腔《こうくう》のデータを得ることもできます。ITの活用によって作業の効率化、品質の均一化、そして新たな素材の利用等が可能になっています。とはいえ、データ入力や患者《かんじゃ》の要望や習慣に配慮《はいりょ》した設計、最後の仕上げ等は歯科技工士の専門知識や繊細《せんさい》な技術が求められます。ITの普及《ふきゅう》によって、専門職でなければできない部分に集中して、よりよいものを作ることに力を注げます。

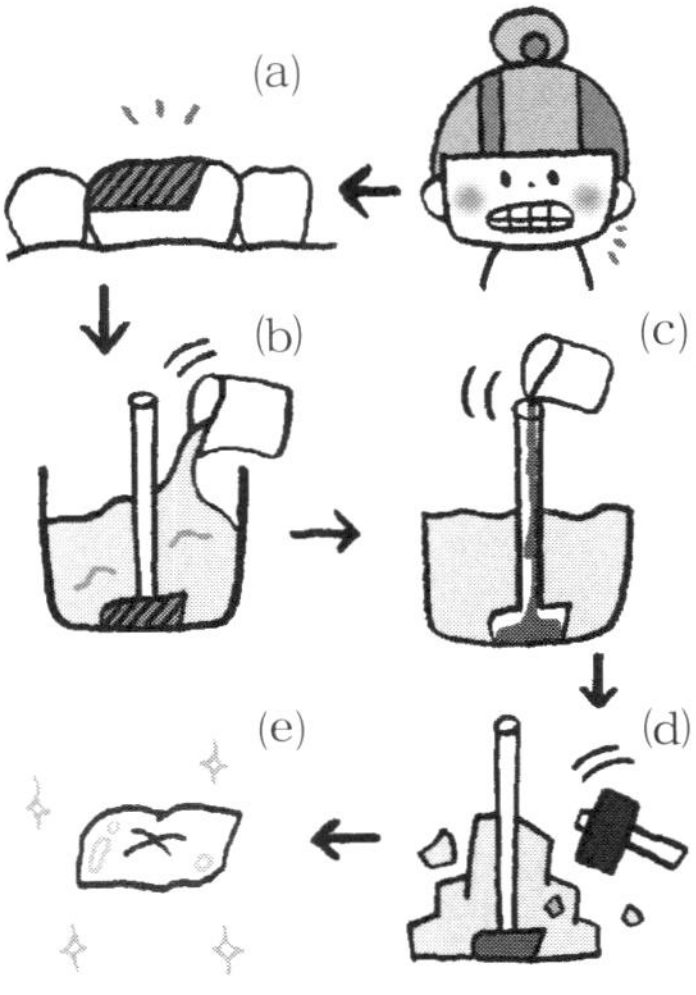

従来、歯科技工士はあらゆる種類の歯科

補てつ物などを作るのが一般的《いっぱんてき》でした。しかし、最近ではインプラント専門、入れ歯を専門とする、というように一部門に特化して仕事をするスタイルも増え、今後は歯科技工士の仕事や働くスタイルがますます多様化することでしょう。

歯科技工士の活動の場

２０１６年の厚生労働省の調査（平成28年衛生行政報告例〔就業医療関係者〕の概況）を見ると、72・１％が歯科技工所で働き、26・５％が歯科医院や病院などで働いています。また、最近では歯科技工所で働くほかに、企業をはじめとした、さまざまな場所でも活躍《かつやく》しています。それぞれの職場の特徴《とくちょう》について説明します。

●**歯科技工所**　歯科医師の指示（注文）を受けて歯科補てつ物などを作製し、納品する。複数の歯科医院などと契約《けいやく》をしているが、受注が重なると残業や徹夜《てつや》をして製作し納品することもある。

●**歯科医院・クリニック**　歯科医師からの指示書が基盤《きばん》となって歯科補てつ物などを作製するが、歯科医院などでは歯科医師から直接の指示があったり、チェアサイドに立って実際に患者《かんじゃ》さんの口腔《こうくう》のようすを観察したりして歯科医師と細かく相談しながら歯科補てつ物などを製作できる。

●病院・大学病院　歯科診療《しんりょう》所と比較《ひかく》して規模が大きく、多様な疾患《しっかん》を対象とするので、マウスガードやエピテーゼなども加わり、歯科技工士が製作する物の種類は多くなる。

●医療《いりょう》機材メーカー・歯科材料関連企業《きぎょう》　歯科技工士の知識や技術を活かして、営業、機材や素材の開発や研究、自社製品のインストラクターとして展示会やセミナー会場でデモンストレーションなどを行う。

●歯科技工士教育機関　歯科技工士をめざす学生の教育、資質の向上、教材の研究・開発などを行う。

日本の歯科技工士の技術は海外においても高く評価されており、技術者や教育者として多くの歯科技工士が海外でも活躍《かつやく》しています。

図表3　歯科技工士の活動の場

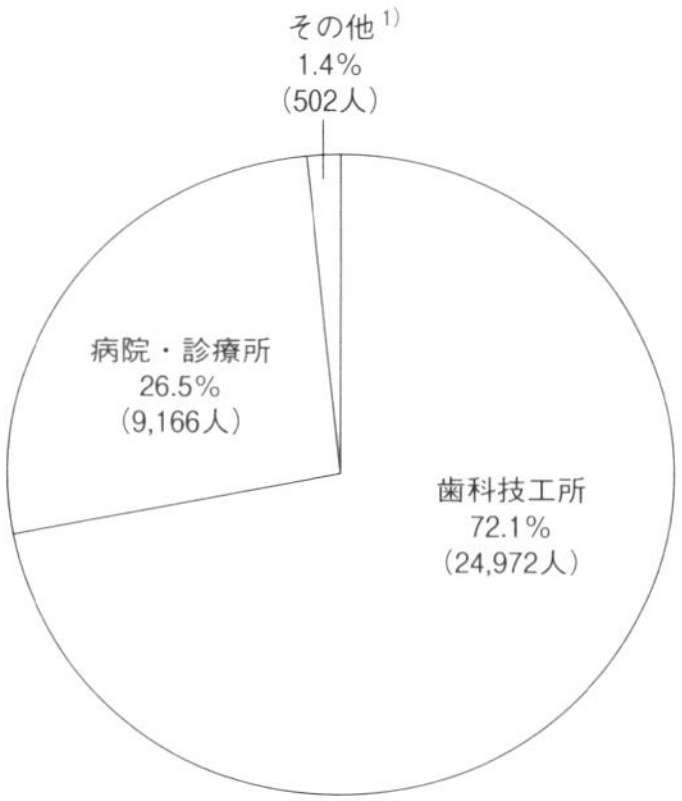

注：括弧内は実人員である。
1）「その他」とは、「歯科技工士学校又は養成所」「事業所」等をいう。

「平成28年衛生行政報告例（就業医療関係者）」より作成

ミニドキュメント 4 歯科医療メーカーの歯科技工士

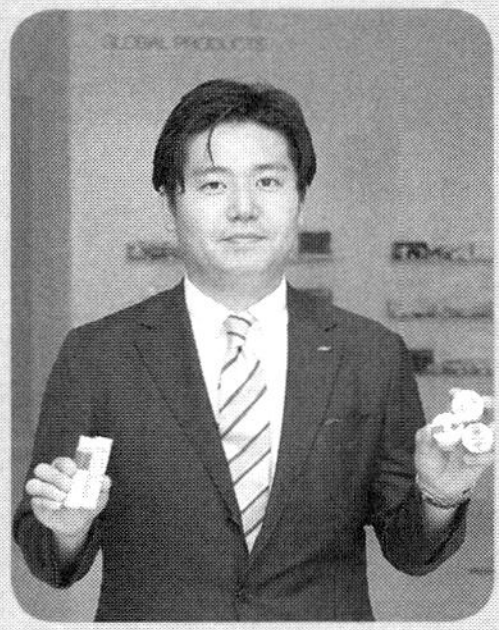

歯科技工材料の分野でスキルを活かす

株式《かぶしき》会社《がいしゃ》ジーシー営業部《えいぎょうぶ》
鹿島卓郎《かしまたくろう》さん

“機器・材料”を通じて歯科医療《いりょう》にたずさわる

歯科技工士として10年以上のキャリアをもつ鹿島卓郎さんは、現在、歯科用医療《いりょう》機器メーカーに歯科技工士として勤務しています。

この会社では、歯科医院で治療《ちりょう》を受けるさいに座る診察《しんさつ》台、歯を削《けず》る器具や歯ブラシ、歯みがきペースト、インプラントや義歯を作るための材料、そして歯科用CAD／CAMシステムなどを製造し、歯科医院や歯科技工所で使用する材料・機械の総合メーカーです。歯科用CAD／CAMシステムとは義歯などの補てつ物をコンピュータ制御《せいぎょ》による複数の装置《そうち》によって作るシステムです。これによって作業の効率化や安定した品質の確保が可能となっています。

歯科治療《ちりょう》を受けたことのある人は少なくとも一回は、鹿島さんの会社の製品に接しているはずです。しかし、それらは一般《いっぱん》の消費者に直接販売《はんばい》されることはありません。自動車と同じように、会社が契約《けいやく》した〝ディーラー〟と呼ばれる販売《はんばい》店を通して、歯科医院や病院の歯科・口腔《こうくう》外科、歯科技工所などに販《はん》売《ばい》されます。

そのため営業職として働く鹿島さんが顧客《こきゃく》として接するのは、ディーラーの担当者や歯科医師・歯科技工士が主です。

「この業界は〝創る人（メーカー）〟、〝売る人（ディーラー）〟と〝使う人（ユーザー）〟によって成り立っています。私は作る側の人間として、ディーラーの方やユーザーである歯科医師や歯科技工士の方々と、その人たちの〝売りやすさ〟や〝使いやすさ〟を考えながら仕事をしています。そのことが最終的には歯科治療《ちりょう》や口腔《こうくう》ケアを受ける人たちのメリットになると信じています」と鹿島さんは言います。

営業職として東奔西走《とうほんせいそう》の毎日

鹿島さんが現在所属している企画《きかく》・販促《はんそく》課は、どのようにしたらディーラーが製品を売りやすいか、ユーザーが買いやすいか、といったことを考え、販売促進《はんばいそくしん》につなげることを目的に活動しています。

「たとえば〝新製品発売に合わせて患者《かんじゃ》さまの目に留まるポスターを作ろう〟とか〝この製品を使用するさいに役立つ、こんなノベルティグッズをつけて売り出そう〟といったことを考え、準備します」と鹿島さん。

そのほか、実際に各地の歯科医院や歯科技

工所を訪問して自社の製品を用いて作業を行って見せたり、そのさいに得たユーザーの声を研究開発部門に伝え、製品の改良や開発へとつなげたりしています。また、ユーザーを対象としたセミナーの企画《きかく》・運営も行います。そのため出張は毎週のようにあり、休日や夜間のセミナー開催《かいさい》や打ち合わせも日常茶飯事。まさに東奔西走《とうほんせいそう》の毎日です。

歯科技工士の経験を新製品に活かす

「仕事のために予定していた子どもの学校行事の参加予定をキャンセルせざるを得ないようなこともあって、家族に残念な思いをさせることがあります。でも、ある程度仕事量を自分で調整できるので時間をつくったり、代休を利用したりして野球観戦を家族と楽しむなどしてリフレッシュもしています」

この言葉から、忙《いそが》しい中でもプライベートと仕事のバランスを上手に取っているようすがうかがえます。さらに、メーカーに勤務する歯科技工士の仕事の醍醐味《だいごみ》をうかがってみました。

「営業は人と接する仕事です。いろいろな人にお目にかかって、お話できることは楽しいですね。また、そこで得られた情報からさまざまなアイデアが生まれ、研究開発部門スタッフとユーザーの方との橋渡《はしわた》しを重ねながら新たな製品をいっしょに作り出すことに大きなやりがいを感じます」

この言葉通り、鹿島さんたちは歯科材料を開発し、これまで海外製品が独占《どくせん》していた市場に日本製の製品を投入しました。「今後もメイドインジャパンの製品を作り出していきたい」と意欲的です。営業職として歯科医療《いりょう》を実践《じっせん》する歯科医師や歯科技工士、歯科衛生士と日々情報交換《こうかん》し、製品の改良や新たな製品開発にかかわることができるのは、鹿島さんの歯科技工士としてのスキルと経験があってのことといえるでしょう。

「私が現場の声を製品作りの場につなげることでよりよい製品が作られ、歯科技工士たちの働きやすさと質の高いものができることをめざしています。それは最終的に、よりベストな治療《ちりょう》・ケアにつながるからです」と思いを語ってくれました。

海外研修をきっかけに広がった視野

鹿島さんは子どものころからもの作りが好きで、〈将来は何かものを作る仕事がしたい〉と考えていたそうです。成長するに従いその思いは明確になり、高校生になって進路を具

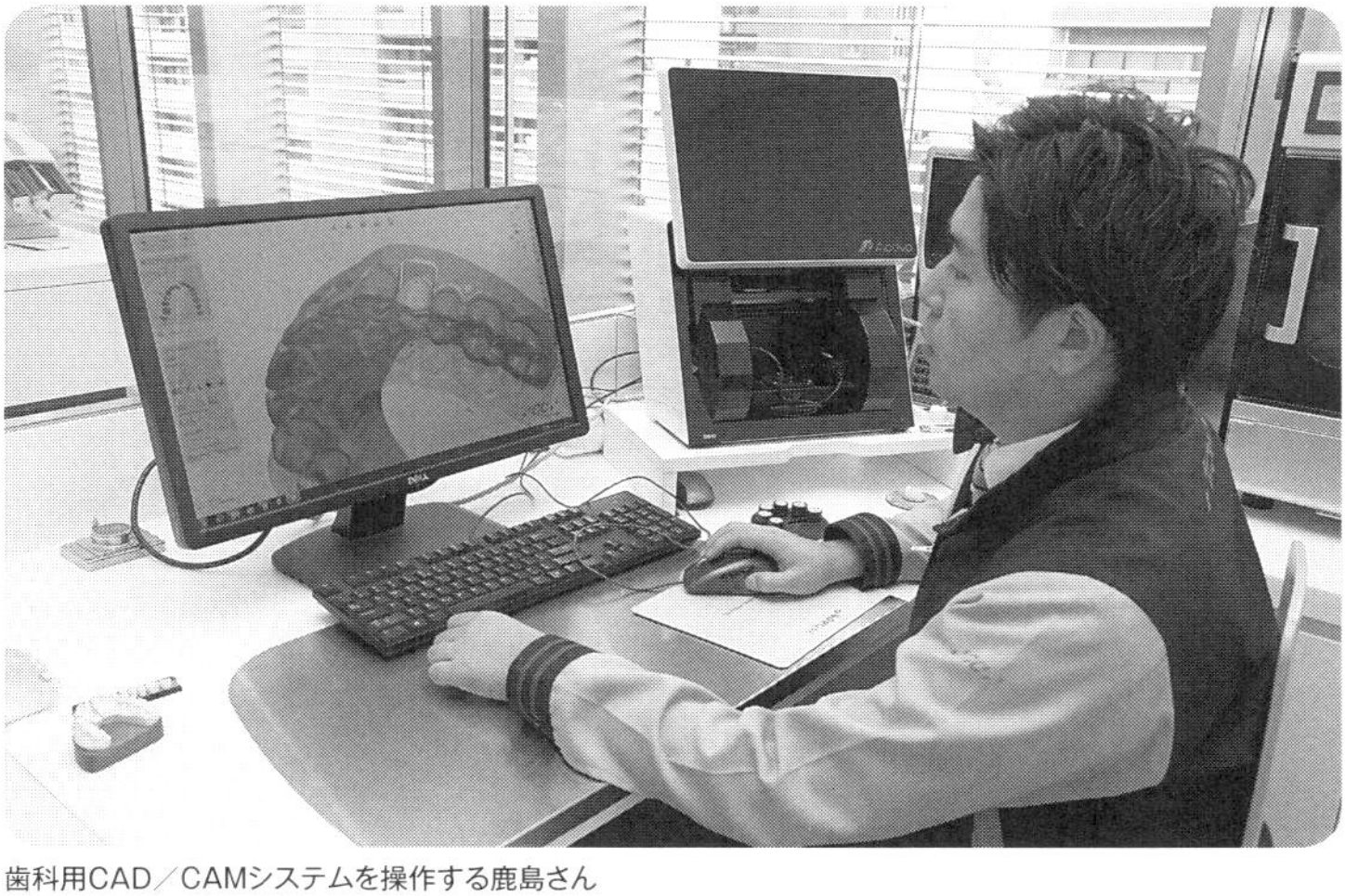

歯科用CAD／CAMシステムを操作する鹿島さん

体的に考えるさい、歯科技工士という仕事があることを知りました。自分が好きなものづくりができ、需要《じゅよう》が常にある医療《いりょう》系の仕事は安定して働き続けられることから歯科技工士の道に進むことを決めました。

歯科技工士学校に進学して2年間学び、資格を取得すると、鹿島さんは歯科技工所に就職しました。その歯科技工所は、歯科技工士学校を卒業後、さらに実践《じっせん》力を高めるための卒後学校の運営や米国にラボをもっていて海外研修制度を備えていました。鹿島さんは一ヵ月の営業職を体験し、さらに半年間の海外研修も経験するなどさまざまなことに挑戦しました。

「ものを作る仕事は言葉の壁《かべ》はさほどなく、スキルを高めてよいものが作れれば海外での就職もしやすいと海外研修で感じました」

鹿島さんの視野は海外研修を経て広がり、「いろいろな経験をしてみたい」「患者《かんじゃ》さんにより近い歯科医院でも仕事をしてみたい」と思うようになって歯科技工所を退職しました。

退職後、つぎの職場を探していると〝メーカー勤務〟という選択《せんたく》があることを知りました。そのとき求人はなかったのですが、自分の想像がつかない環境《かんきょう》に強くひかれ、現在の会社に「中途《ちゅうと》採用はしていますか？」とメールで問い合わせたことから面接を受け、採用されることになりました。

採用の決め手はこの積極性だったのではないかと鹿島さんは言います。現在勤務する会社で歯科技工士は全職員の数パーセントだけですが、歯科医療《いりょう》現場の声を製品作りに反映したり、専門知識をもたない職員へアドバイスをしたり、顧客《こきゃく》からの問い合わせに対応し

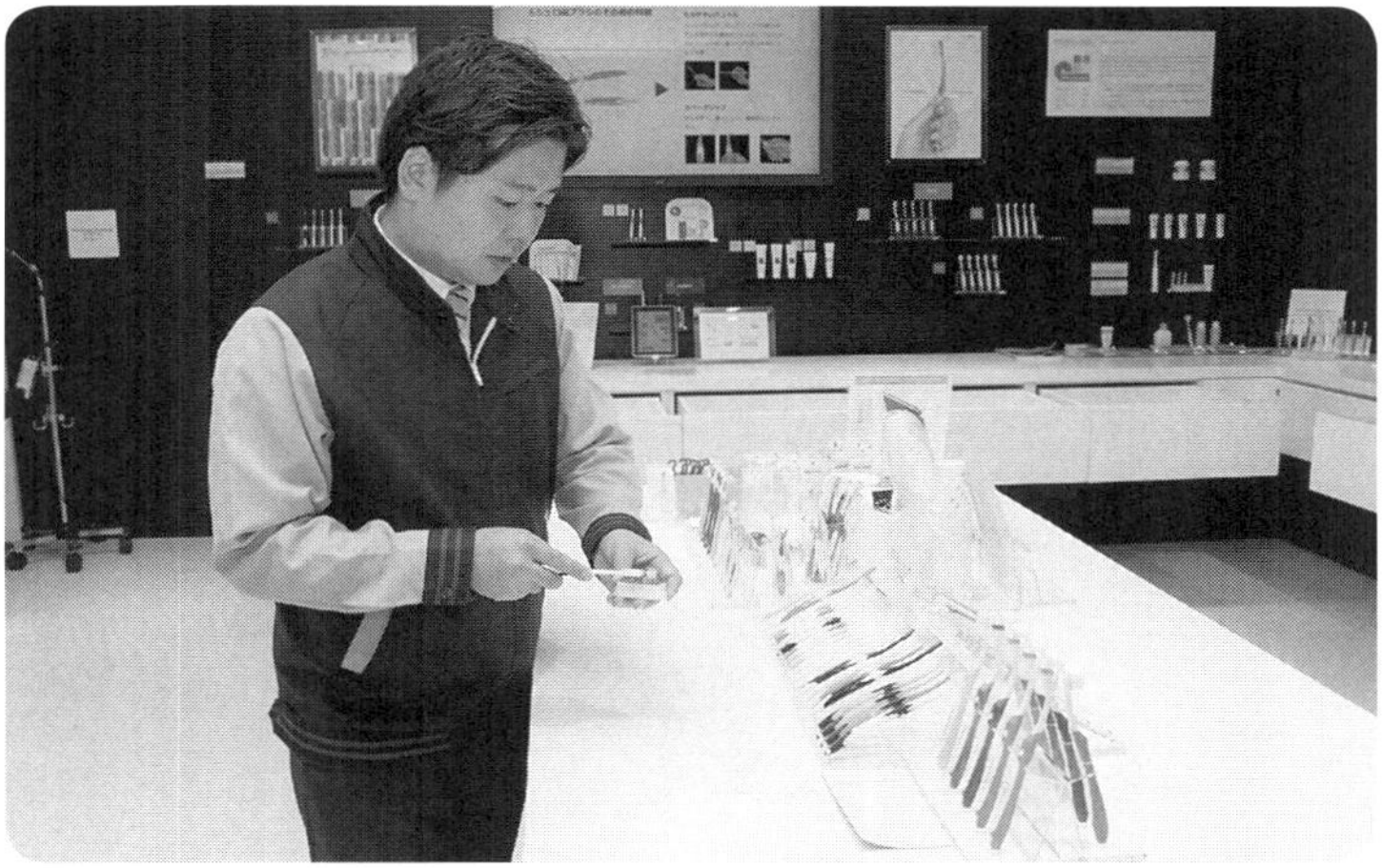

ジーシーの製品について説明する鹿島さん。歯科技工士としての経験は今も役立っている

たりと重要な役割を果たしています。それだけに慎重《しんちょう》な採用が求められます。

歯科大学や歯科技工専門学校からの新卒採用をすることが多く、中途採用は少ないそうです。入社後は、社内の教育プログラムによって顧客《こきゃく》との接し方、製品知識など多くのことを学んでいきます。

確かなスキルをもって積極的にチャレンジ!

鹿島さんのモットーは〝仕事は断らない〟ということ。

「何事も経験です。自分が仕事を選んでいると、自分の価値観のなかでしか成長できません。どんなことにも挑戦《ちょうせん》して自分の世界を広げていくようにしています。そうして今後も新しい製品の企画《きかく》・開発をしていきたいですね」と意欲を燃やしています。

ミニドキュメント 5 起業した歯科技工士

いきいきと働ける よりよい労働環境をめざして

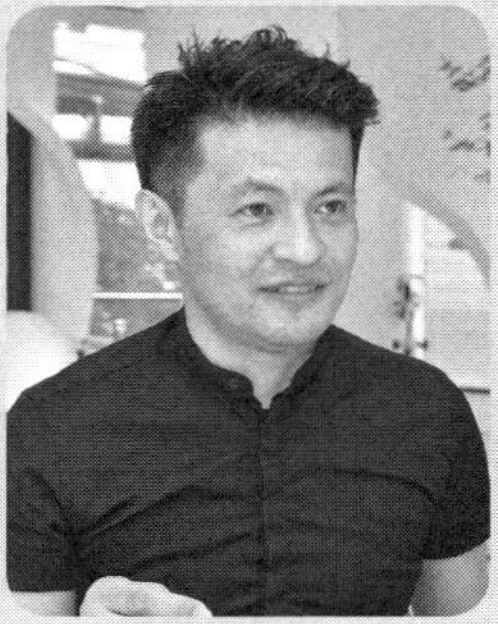

Ippin Dental Laboratory,inc. 代表取締役《だいひょうとりしまりやく》
旗手勝浩《はたてかつひろ》さん

米国での開業を経て、北青山《きたあおやま》で開業

東京《とうきょう》・北青山《きたあおやま》は多くの人に知られる最新ファッションの中心地。ハイブランドのショップが並《なら》び、人の流れが途絶《とだ》えることはありません。しかし、一歩路地に入ると住宅地としての面影《おもかげ》を残す閑静《かんせい》な環境《かんきょう》です。その一角にあるビルの2階に旗手勝浩さんのラボ（歯科技工所）があります。

アメリカで開業したラボを閉じて帰国し、このラボを新たに開いたのは5年前のこと。スペースの大半を大きな窓ガラスに囲まれ、白を基調とした明るい室内には、緑豊かな植物が生けられ、テーブルやソファーユニット、顕微鏡《けんびきょう》など必要最小限のものが表に配されています。そのほかの必要物品はきちんと収納されていて、ラボ全体がすっきりと、おしゃれなイメージでまとめられています。

「セラミックなどの色調整が必要なものは、主にこちらの作業台で午前中に行います」

そう語りながらさしたエリアは自然光が差し込《こ》む窓辺の作業台。「午前中の目のコンディションがよい時間帯を色調整に当てています」とのこと。焼成や研磨《けんま》などの作業は、必要機器を配した奥《おく》の部屋で行います。

旗手さんは毎朝8時30分ごろに出勤するとラボ内の掃除《そうじ》を行い、作業につきます。どんなに忙《いそが》しくても昼食やお昼休憩《きゅうけい》はしっかりとって、仕事も18時30分ごろまでには終了《しゅうりょう》するようにしているそうです。

「長時間仕事をしていると集中力が途切《とぎ》れて効率が低下します。特にコンディションが整っている午前中に集中するように心がけています」と旗手さんは言います。

「あたりまえ……？」を集中力で破る

旗手さんが歯科技工士の学校に進むきっかけは、受験に失敗して目標を見失ったことからでした。何事にもやる気が起こらずに、深夜まで遊び場を徘徊《はいかい》するうちに体を壊《こわ》して入院。「これから先、いったいどうしたらいいのだろう」と思いあぐねている中、歯科技工士という職業があることを知ります。

「歯科技工士になる」という新たな目標を見つけた旗手さんは、翌年、歯科技工士の養成学校に入学しました。そして、「早く技術を習得したい」と、夏休みに歯科技工所に助手のアルバイトに行くことにしました。そこで実際の現場を目の当たりにしました。

社員である先輩《せんぱい》歯科技工士はいつも眠《ねむ》そう

にしていて、仕事はあふれるほどあるのに居《い》眠《ねむ》りをすることもしばしば。一方、まだ何もできない旗手さんに、パート勤務で無資格の年配の女性スタッフから一日に100個近くの模型作りを任されました。

ある日、「居眠《いねむ》りしている人を起こせばいいのに」と不満を漏《も》らしたとき、「眠《ねむ》らせてあげて。明け方近くまで仕事をしていたようだから」とその女性が言ったそうです。

（これはきつい仕事だぞ！）

旗手さんはこのときに、残業や徹夜《てつや》があたりまえになっているこの業界を変えたい、自分は残業や徹夜《てつや》をしたくない、と思いました。そういった思いから大量の模型作りを任されても、意地でも集中して勤務時間内にそれを終わらせていました。その習慣が今でも続いているのです。

ベストな環境《かんきょう》を求めて米国へ

アルバイトの経験から業界を変えたい、と思っていた旗手さんは、図書館などで歯科技工業界に関するさまざまな書籍《しょせき》や記事を読み漁《あさ》っていました。すると、いきいきと働く海外の歯科技工士のようすをいくつもの雑誌が取り上げていました。旗手さんはぜひともその現場に行き、その秘訣《ひけつ》を日本《にほん》にもって帰りたいと思うようになったのです。

その機会が訪れたのは、歯科技工士として働き始めて5年目のときでした。歯科技工の専門誌に米国・ロサンゼルスにある世界的に有名な歯科医院の求人広告が出ていました。旗手さんは早速応募《おうぼ》すると、多くの応募《おうぼ》者のなかから選ばれてみごと採用されました。

実際に働いて感じた日本と米国の違い《ちが》

旗手さんが米国で働き始めて、日本との違《ちが》いに驚《おどろ》いたことがいくつかあります。

そのひとつは給料でした。試用期間ともいえる最初の3カ月の月給が、日本でもらっていた額の約3倍でした。3カ月後の契約更新《けいやくこうしん》にさいしては、「君は手（仕事）が速い。グリーンカード（永住権）を取るから、もう少しこちらで仕事をしてくれないか」と、それまでの仕事が評価されて、給料はさらに倍額に。日本では考えられないことでした。

勤務は8時間労働で、残業や徹夜《てつや》をすることは一切ありません。

旗手さんが勤務していた歯科医院は米国の著名人や企業《きぎょう》経営者といった富裕《ふゆう》者層が患者《かんじゃ》さんであることも関係しているかもしれませ

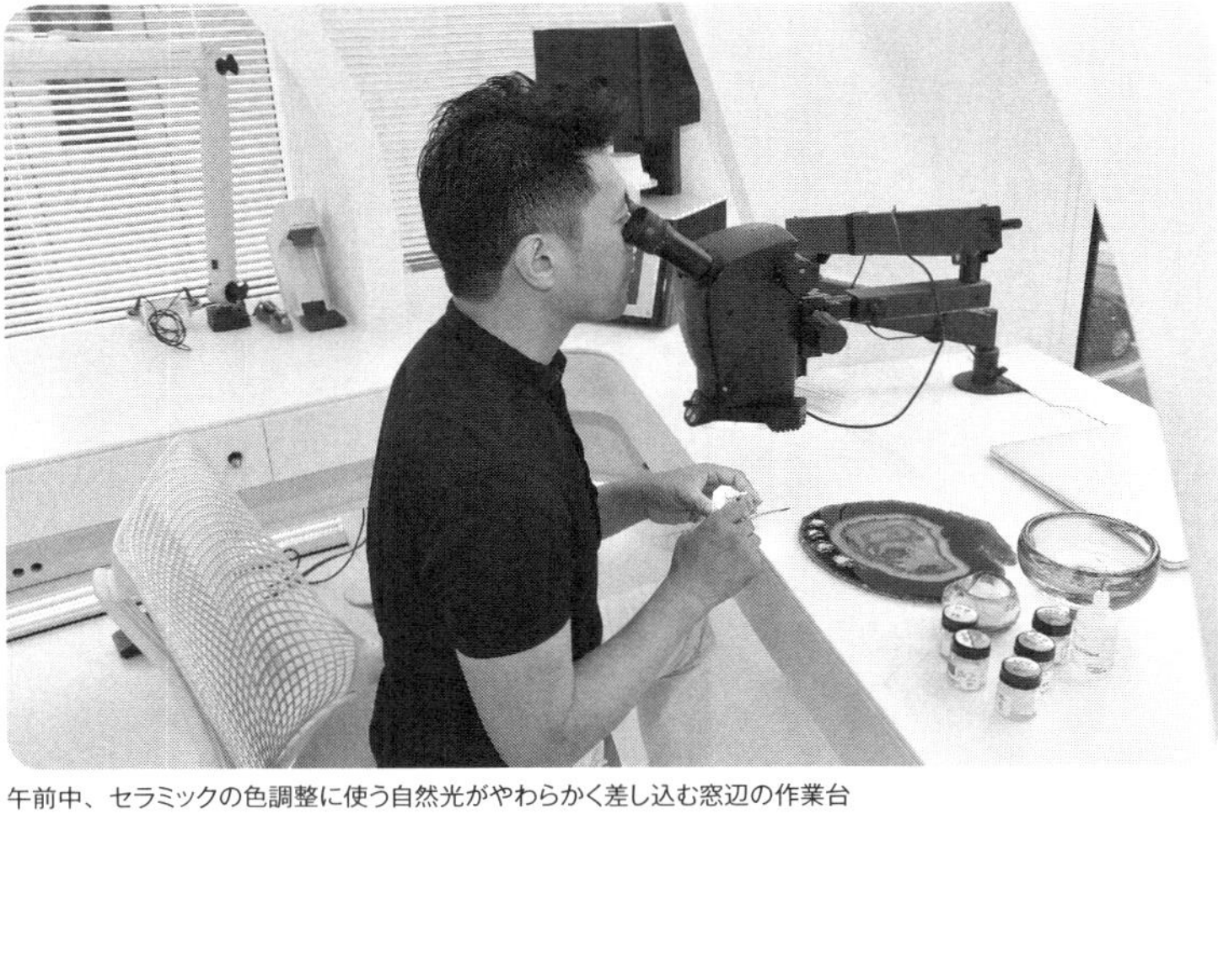

午前中、セラミックの色調整に使う自然光がやわらかく差し込む窓辺の作業台

んが、使う材料も一人ひとりの患者《かんじゃ》さんにとってもっともよいものを選べました。患者《かんじゃ》さんのデンタルＩＱ＝歯の健康に対する知識・意識も高く、旗手さんが専門用語を使っても（米国に渡《わた》った当初は専門用語の英語くらいしか話せなかったため）、しっかり理解してくれました。

そして何よりも、医師と歯科技工士の関係が対等でした。歯科医師の提案が患者《かんじゃ》さんにとってベストでなければ旗手さんたち歯科技工士はそれを指摘《してき》し、徹底《てってい》的に話し合いました。ときには、言い合いになるようなことがあっても、つぎの日には「昨日はいいミーティングができたね」とさっぱりしています。

まさに働くためのベストな環境《かんきょう》を米国で見つけた旗手さんでしたが、「さらに厳しい状《じょう》況《きょう》で仕事をしてみたい」と２００４年に米国で「Ippin Dental Laboratory,inc.」を開業しました。「Ippin」には〝その人の魅力《みりょく》を引き出す逸品《いっぴん》を〟という意味が込《こ》められ、「歯科医師との連携《れんけい》により、自然感と品のある、精巧な歯を作り出し、使う人の魅力《みりょく》を最大限に引き出す」ことをめざしています。

14年間米国で活動したのち、その経験を日本でも役立て、日本の歯科技工界を変えたいと、２０１３年に東京・北青山に「Ippin Dental Laboratory,inc.」を新規開業しました。

後に続く若い歯科技工士の道を拓《ひら》きたい

旗手さんのもとには、国内はもちろん、海外からの依頼《いらい》も来ています。多忙《たぼう》ですが、東京の一等地にラボを構え、プライベートな時間もしっかりと保ちながら仕事をしています。

旗手さんはこうした働き方が日本でも可能

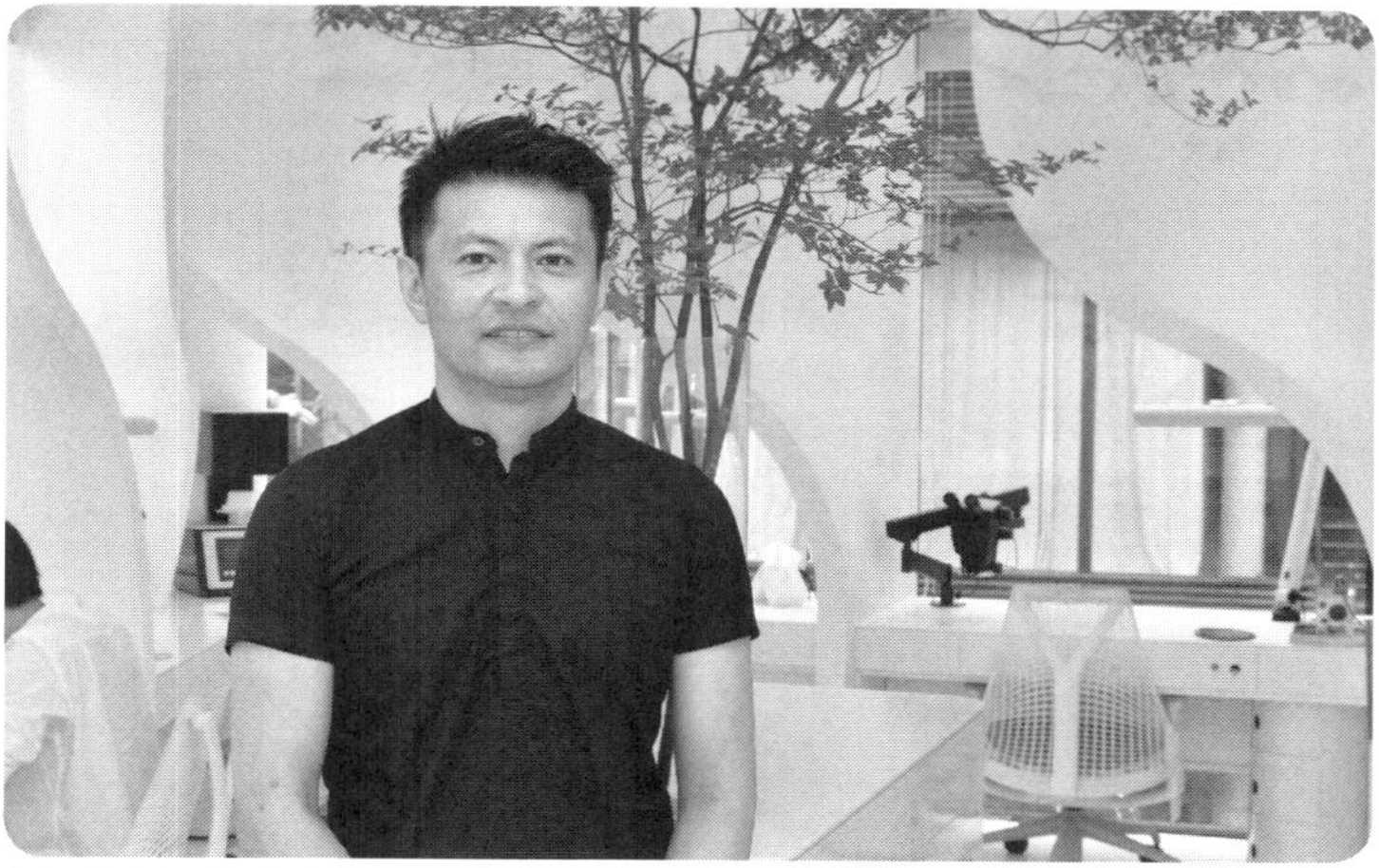
東京・北青山にある旗手さんのラボには、国内はもちろん海外からの依頼も来る

であり、歯科技工の仕事は広く世界に拓《ひら》ける仕事であることを若い歯科技工士の人びとに知らせ、この仕事をもっと一般《いっぱん》の人たちにも知ってもらいたいと願っています。

米国では、患者《かんじゃ》さんが歯科技工の価値を理解していて、「あそこではきれいな歯を作ってくれるから」と言って旗手さんのラボに自分のかかりつけの歯科医師を連れてきてくれたそうです。

旗手さんは仕事のかたわら、「歯科業界改革の会」を立ち上げて、国民の歯の健康を守るために自立した医療《いりょう》専門職の一員として活動すること、歯科技工士の働く環境《かんきょう》をよりよいものにして若い歯科技工士に引き継《つ》ぐこと、そして歯科技工士の仕事をもっと社会の人びとに認知してもらうことを目標に、活動しています。

歯科衛生士の生活と収入

ライフスタイルに合わせてさまざまな働き方ができる

歯科衛生士の生活と働き方

歯科衛生士の半数以上は歯科医院・クリニックに勤務しています。その規模は歯科医師一人、歯科衛生士一人というところから歯科医師や歯科衛生士をはじめとしたスタッフが複数名いるところなどさまざまです。

診療《しんりょう》時間も朝から夕方までのところ、夜間診療《しんりょう》を行っているところ、2~3時間の中休みを挟《はさ》んで午前と午後、夜間にわたって診療《しんりょう》しているところ、日曜祝日も診療《しんりょう》しているところなどまちまちです。診療《しんりょう》時間が長いところでは勤務時間を分けてシフト制をとっていたり、パートタイムで午前中と午後のスタッフが分かれているところもあります。また、診療《しんりょう》開始時間前に診療《しんりょう》準備を行い、診療《しんりょう》後には使用した機材の消毒やカルテ整理などの残務のために診療《しんりょう》時間の前後に30分ほど時間外勤務をすることもあります。

一方、保健所や保健センターなどの行政機関や企業《きぎょう》系の診療《しんりょう》所などでは就業時間は比較《ひかく》的《てき》規則的であることが多いようです。

歯科衛生士の働き方を見ると、常勤で働いている人が55・4％、非常勤で働いている人は42・1％であり、非常勤の割合は増加している傾向《けいこう》にあるそうです（平成26年度第8回歯科衛生士の勤務実態調査）。これは歯科衛生士には女性が多く、結婚《けっこん》・出産・育児、そして介護《かいご》などの事情が常勤で働き続けることに影響《えいきょう》しているためと考えられます。実際に働いている歯科衛生士の人の声を聞くと、

「子どもから手が離《はな》れたので10年間のブランクの後に午前中だけ働くことにした」

「妊娠《にんしん》から出産・育児期間は10時から16時の短時間勤務で働いた」

ということを耳にします。また、子どもが成長したために復職して常勤で働いている人、趣味《しゅみ》や大学進学をして学ぶために午前中だけ、もしくは夜間のパートタイムで勤務している人もいます。このように自分のライフスタイルや目的に応じて職場や働き方を選択《せんたく》できること、また本人の意欲しだいで比較的《ひかくてき》復職しやすいことなど、歯科衛生士の働く環境《かんきょう》は整っています。

実際に働いている人びとからは、「国家資格であり一生続けられる」「人に直接かかわれ

る・人の命や健康を守る意義ある仕事」といったやりがいを感じるとともに、「転職や就職に困らない」「女性として働きやすい」といった声が聞かれます。

歯科衛生士の収入

歯科衛生士の収入は、年代別でみると図表4のようになっています。年齢《ねんれい》が高くなるにしたがって収入も高くなりますが、40〜44歳《さい》をピークに徐々《じょじょ》に低下していきます。

常勤者の年収をみると、「200万円以上300万円未満」が34・2%、「300万円以上400万円未満」が28・3%、「400万円以上500万円未満」が12・9%、「130万円以上200万円未満」が7・1%となっています。一方、非常勤の人では、「130万円未満」が61・5%と圧倒的《あっとう》に多く、「130万円以上200万円未満」が16・8%、「200万円以上300万円未満」が14・6%で、非常勤の人の収入が低い調査結果が出ています。これは非常勤で働く人の勤務時間の短さや勤務日数の少なさが関係していると考えられます（平成26年度第8回歯科衛生士の勤務実態調査）。

しかし、なかには非常勤として複数の歯科診療所《しんりょう》と契約《けいやく》して働いている人もいます。その場合、契約《けいやく》条件や勤務日数などによって収入も変わってきます。なお非常勤では時間給での契約《けいやく》が多いようです。歯科衛生士の時間給は、「1100円以上1300円未満」が

図表4 歯科衛生士の年代別平均給与等（女性のみ）

年齢区分	所定内給与（千円）	年間賞与その他（千円）
20 ～ 24 歳	216.3	228.0
25 ～ 29 歳	243.7	395.4
30 ～ 34 歳	241.5	394.6
35 ～ 39 歳	242.6	463.3
40 ～ 44 歳	263.7	636.8
45 ～ 49 歳	263.7	424.2
50 ～ 54 歳	290.2	575.4
55 ～ 59 歳	306.8	509.2
60 ～ 64 歳	266.1	175.2

「平成28年賃金構造基本統計調査」より
所定内給与：支払われる給与から残業手当などの超過労働給与（所定外給与）を除いたもので、基本給・職務手当・通勤手当・住宅手当・家族手当などが含まれる。

31・5％ともっとも多く、つぎに「1300円以上1500円未満」が23・7％、「900円以上1100円未満」が21・5％、「1500円以上1700円未満」が11・9％となっています。また、訪問診療《しんりょう》では訪問一回につきいくらというように訪問回数で給与《きゅうよ》が計算される場合もあります。さらに小規模な歯科診療《しんりょう》所では常勤として勤務して給与《きゅうよ》は定額支給されていても、年金や保険などは各自で負担するケースがあります。

このように歯科衛生士の収入は、単に常勤か非常勤かといっただけでなく、勤務先の雇用《こよう》条件や働き方によってもいろいろと違《ちが》いが出てきます。雇用《こよう》条件は就職するさいにしっかり確認しておきましょう。

独立開業もキャリアプランに技術を形にする

歯科技工士の生活と働き方

歯科技工士の就職先として多いのは歯科診療《しんりょう》所や歯科技工所ですが、そのほとんどは従業員が10名以下の小規模経営で、仕事の内容や待遇《たいぐう》面で大きな違《ちが》いはないようです。

出勤すると休憩《きゅうけい》時間を除いては、作業机に座って自分が担当する歯科補てつ物などの作製に打ち込《こ》みます。多くの場合、作業する机は歯科技工士一人ひとりに割り当てられていて、作業道具は歯の切れ味や角度などにそれを使う人のクセが反映されていたり、その人なりにカスタマイズしたりしています。自分が使いやすいように工夫した機材を備えた作業机は、まさにその歯科技工士にとっての城であり、そこから一つひとつの歯科補てつ物などが作り出されていきます。

歯科医院や病院勤務の場合は、患者《かんじゃ》さんと直接接したり、歯科医師と気軽に打ち合わせをしたりする機会や、作ったものを患者《かんじゃ》さんに装着《そうちゃく》する場に立ち会って患者《かんじゃ》さんの反応を間近に見る機会があり、〝医療《いりょう》チームの一員〟であることを感じやすい環境《かんきょう》です。しかし、歯科医院や病院は診療《しんりょう》時間が各施設《しせつ》によって異なります。なかには土日・祝日も診療《しんりょう》を行っているところや、早出・遅出《おそで》などのシフト制を取っているところも多く、生活が不規則になりがちです。休日も、週休二日制は定着していても土曜日・日曜日が休日になるとは限らず、また連休にならないこともあります。

一方、歯科技工所勤務の場合は、製作に集中して専門的な技術をみがくにはよい環境《かんきょう》にある半面、歯科医師や患者《かんじゃ》さんと直接かかわる機会は歯科医院や病院よりもぐっと少なくなります。そのため〝医療《いりょう》チームの一員〟としての意識が薄《うす》れやすい環境《かんきょう》ともいえます。が、多くの歯科技工士は、歯科補てつ物を同じ工程で作っていても、指示書から個々の違《ちが》いを読み取り、それを使う人のことを考えながら作り上げる点に仕事の醍醐味《だいごみ》を感じているようです。就業時間はほぼ一定していて土日休日の週休二日制がほぼ定着しています。

とはいえ、歯科医院であっても歯科技工所であっても、歯科医から歯科補てつ物などの製作の依頼《いらい》・指示書を受け取ると、1週間から10日のあいだで作り上げて納品することが通常です。この仕事は時間で区切るのではなく、担当したものが完成したことで完了《かんりょう》します。そのため、仕事が立て込《こ》んでいないときは余裕《よゆう》をもって過ごせます。半面、いくつもの製作依頼《いらい》が重なるときには残業して長時間労働になったり、そういった日が続いたりすることもあります。長時間労働や不規則な勤務時間はできるだけ避《さ》けたいものですが、その経験も自身のスキルアップや独立・開業などのキャリアプランを実現するためのステップとしてとらえるとがんばれるのではないでしょうか。

歯科技工士の収入

日本歯科技工士会の２０１５年歯科技工士実態調査によると、新卒で歯科技工所に勤務した初年度の基本給は14万～16万円未満のところが48・３％、16万～18万円未満と12万～14万円未満としている歯科技工所がいずれも13・８％でした。厚生労働省による平均給与《きゅうよ》の調査結果（図表５）をみると、初任に該当《がいとう》する20～24歳《さい》では所定内給与《きゅうよ》19万４６００円となっています。

また図表5からもわかるように、年齢《ねんれい》や経験年数に応じて収入が増加していく、とはいえないようです。ひとつの職場に所属して働き続けている場合は、経験にともなう昇給《しょうきゅう》はあるものの、上がり続けることはありません。それは仕事内容が大きく変わることがないことから昇給《しょうきゅう》・昇格《しょうかく》制度を取り入れているところが少ないためです（ここで取り上げた

図表5 歯科技工士の年代別平均給与等(男性のみ)

年齢区分	所定内給与（千円）	年間賞与その他（千円）
20 ～ 24 歳	194.6	43.8
25 ～ 29 歳	241.0	469.2
30 ～ 34 歳	369.6	382.8
35 ～ 39 歳	297.3	729.0
40 ～ 44 歳	313.9	514.8
45 ～ 49 歳	316.2	516.3
50 ～ 54 歳	441.7	217.5
55 ～ 59 歳	356.7	1067.3
60 ～ 64 歳	253.9	791.2

「平成28年賃金構造基本統計調査」より
所定内給与：支払われる給与から残業手当などの超過労働給与(所定外給与)を除いたもので、基本給・職務手当・通勤手当・住宅手当・家族手当などが含まれる。

歯科技工士実態調査と賃金構造基本統計調査は調査条件が異なり、併せ見ることはできないため、一つの目安としてとらえてください)。

しかし、独立した場合、自分の働きがそのまま収入につながります。開業し、保険診療《しんりょう》だけでなく自由診療《しんりょう》の歯科補てつ物なども手がける、設備投資し複数の歯科技工士を雇用《こよう》して業務拡大するなど、その経営手腕《しゅわん》によって収入を増やしていくことが可能です。

その基盤《きばん》をつくるのは確実で質の高い技術です。また、勤務しているあいだも、〝技術を高めてよいものを作る〟ということに加え、新しくなっていく技工技術はもちろんのこと、経営や医療《いりょう》政策の動きなどにもアンテナを張っていくことが大切になってきます。

歯科衛生士・歯科技工士の将来

医療・介護・予防・生活の多方面でより欠かせない存在に

今、歯科衛生士や歯科技工士が働く歯科医療《いりょう》の場は変化の時を迎《むか》えています。介護《かいご》支援《しえん》や介護《かいご》予防、食べたり話したりする口腔《こうくう》機能の維持《いじ》・向上、見た目の印象への配慮《はいりょ》など、全身の健康やQＯＬ（生活の質）を高め、子どもから高齢《こうれい》者、健康な人も病気の人も含《ふく》めたすべての人を対象にした働きかけへと活動が広まりつつあります。

高まる歯科衛生士の需要《じゅよう》

病院では手術を必要とする患者《かんじゃ》さんの治療《ちりょう》効果を高め肺炎《はいえん》などの合併症《がっぺいしょう》を予防するために手術前・手術後に口腔《こうくう》ケアを行って清潔な状態にする「周術期ケア」の担い手として需《じゅ》要《よう》が高まっています。

また、口からものを食べることは単に栄養補給だけでなく、脳へ刺激《しげき》を与《あた》え認知機能の維持《いじ》や消化機能や腸内環境《かんきょう》にもよい影響《えいきょう》を与《あた》えるとされます。そのため、地域で暮《く》らす高《こう》齢《れい》者や要介護《かいご》者に対して、最後まで自分の口からものを食べられるように、飲んだり食べたりする機能に対する摂食《せっしょく》・嚥下《えんげ》ケアが注目されています。

さらに、医科スタッフと連携《れんけい》を取りながら、歯科医や歯科衛生士らが地域で暮《く》らす人びとのもとへ積極的に出向いて、専門的な口腔《こうくう》ケアを必要としている人たちに行う訪問口腔《こうくう》ケアが徐々《じょじょ》に広がりをみせています。

このように歯科衛生士の活動はさまざまな方面へと広がり、歯科診療《しんりょう》所・病院・事業所・介護施設《かいごしせつ》など、さまざまな場所で歯科衛生士の需要《じゅよう》は高まっています。

認定資格やダブルライセンスで歯科衛生士としてキャリアアップ

ところが、歯科医師一人に対して歯科衛生士2、3人が理想的といわれていますが、現実には個人経営の歯科医院では歯科衛生士が配置されていなかったり、一人しかいないところがあり歯科衛生士は不足気味です。また、有資格者の就業率は5割を切って、資格はもっていても就業していない潜在《せんざい》歯科衛生士の割合が高い状況《じょうきょう》です。

この現実に対して、女性のライフステージに応じた職場環境《かんきょう》の整備や条件改善や復職支《し》援《えん》・キャリアアップ支援《しえん》などが歯科衛生士の職能団体である日本歯科衛生士会《にほんしかえいせいしかい》などによって行われています。

加えて歯科衛生士自身も今後も広まりつつある前述のような業務や社会のニーズに応えるべくスキルアップすることが大切です。そのためには卒後研修に積極的に参加したり、認定歯科衛生士*の資格を取得するという道もあります。認定資格は、知識や技量の裏づけとなってキャリアアップの一助となるでしょう。また、実務経験5年以上の歯科衛生士はケアマネジャー（介護支援専門員《かいごしえん》）免許取得のための受験資格が得られます。歯科衛生士とケアマネジャーのダブルライセンスをもつことで福祉《ふくし》分野で実力を発揮しやすくなります。

高齢《こうれい》化が進む中、歯科技工士の仕事は増加

高齢《こうれい》化が進む中、歯や歯茎《はぐき》などの病気に悩《なや》む人、トラブルをかかえる人は増加する見込《みこ》みです。また単に機能面だけでなく、見た目の美しさや若々しいイメージを保ちたいというニーズも高まるでしょう。そういったことからインプラントや義歯などのニーズは増え、それらに対する要望も高くなると思われます。インプラントとは失った歯の部分に人工歯根を埋《う》め入れて人工の歯を被《かぶ》せる治療《ちりょう》法です。このように歯科技工士の仕事は今後さらに増加するとみられています。

＊**認定歯科衛生士**：日本歯科衛生士会の生涯研修制度における認定研修を修了した歯科衛生士および同会が指定・委託した専門学会などから推薦され、認定歯科衛生士審査会に合格した歯科衛生士。

一方で、これまでの歯科医の過剰《かじょう》供給によって、今後は歯科診療《しんりょう》所の新規開業は少なくなって歯科技工所間の競争ははげしくなるとの見方があります。競争に勝ち残るためには、新技術や新素材の情報をタイムリーに取り入れ、使いこなしていく力が求められます。

歯科技工士の個性・得意分野を活かせる場が広がる

歯科技工士の主な就職先は歯科技工所と歯科診療《しんりょう》所です。歯科技工所は歯科医院や病院から歯科補てつ物などの製作を請《う》け負って納品しますが、その規模は自宅の一室を使って一人で作業をしているところから、数十人の歯科技工士を雇用《こよう》して大きく経営しているところまでさまざまです。

独立・開業は歯科技工士としてキャリアプランの大きな目標のひとつであり、国内だけでなく海外で歯科技工所を経営している人もいます。そこに至るには、歯科技工士の腕《うで》をみがきつつ経営ノウハウ、顧客《こきゃく》となる歯科医師とのコミュニケーション力などを身につける必要があります。

また、保険診療《しんりょう》の歯科補てつ物などを扱《あつか》っているところ、保険外の歯科補てつ物などを扱《あつか》っているところなど歯科技工所が取り扱《あつか》う内容もいろいろです。さらに、義歯だけ、クラウンやブリッジだけ、矯正装置《きょうせいそうち》だけ、というように特定のものだけを専門として扱《あつか》う歯科技工所もあります。その傾向《けいこう》はＩＴの普及《ふきゅう》が進むこれからは、さらに広がっていくと思われます。

たとえば東京の歯科診療《しんりょう》所から義歯の製作を得意とする九州の歯科技工所に患者《かんじゃ》さんの部分義歯の製作を依頼《いらい》する。口腔《こうくう》の細かなデータは歯科診療《しんりょう》所で歯科医師がコンピュータ制御《せいぎょ》による特殊装置《とくしゅそうち》で患者《かんじゃ》さんから直接読み取りデータ化し、歯科技工指示書とともに九州の歯科技工所にメール送信。それをもとに歯科技工士はＣＡＤ／ＣＡＭシステムを使って部分義歯を作成し、仕上げを行って宅配便で東京の歯科診療《しんりょう》所に配送する。

実際、地域を越《こ》えて、このような仕事をしている歯科技工所は現在もあります。この流れが今後も進むことで、歯科技工士の個性や強みとなる得意技術を発揮できる場が広がるでしょう。みずからの個性を発揮し、歯科医や患者《かんじゃ》さんから選ばれるためにも自身の技術をみがくことが重要です。

独立・開業に加え、技術者として自分の得意分野を追究することも歯科技工士としてのキャリアプランの大きな目標となります。

3章

なるにはコース

歯科衛生士の適性と心構え

優しい気持ちと思いやりをもって人と接する

歯科衛生士に向く人は

歯科衛生士にはどのような人が向いているのか……を考えるとき、「人と接する仕事である」ということ、そして「人の健康を守る仕事である」という点に注目する必要があります。

歯科衛生士は、基本的に赤ちゃんから高齢者《こうれい》まで、あらゆる年代の人と向き合って行う仕事です。そのために人とのコミュニケーションがきちんととれることが望まれます。というと、明るくどんな人とでも社交的に対話できなくてはいけないと思いがちですが、そうとは限りません。それ以前に人に対して優しい気持ちがもてる人、相手を思いやる温かさや相手の立場や不安を理解して心配りができることが大切です。いくら明るく楽しそうに言葉をつないでも心がこもっていなければ意味がありません。特に医療《いりょう》や介護《かいご》の場で接する人たちは何らかの不調や不安をかかえながらも、その思いや苦痛を的確に伝えたり、訴《うった》えられなかったりします。そういった気持ちをおもんぱかり、どんな手助けが必要か考えようとすることが重要です。

また、清潔・不潔に対して敏感《びんかん》であること。身だしなみの清潔さはもちろん、手指や器具の消毒を正しくきちんと行って、患者《かんじゃ》さんや自分を病原菌《きん》の感染から守らなければなりません。

いろいろな職種の人や職場の同僚《どうりょう》の人たちと連携《れんけい》して仕事を進めていくには、協調性も大切です。

そして、「手先が器用でないといけないのでは？」と考える人もいるようです。確かに歯科衛生士の仕事の多くは細かい作業なので、器用な人は適性があります。だからといって不器用な人に適性がないとは言えません。なぜなら細かな作業は不器用であってもトレーニングを重ねることでできるようになるから

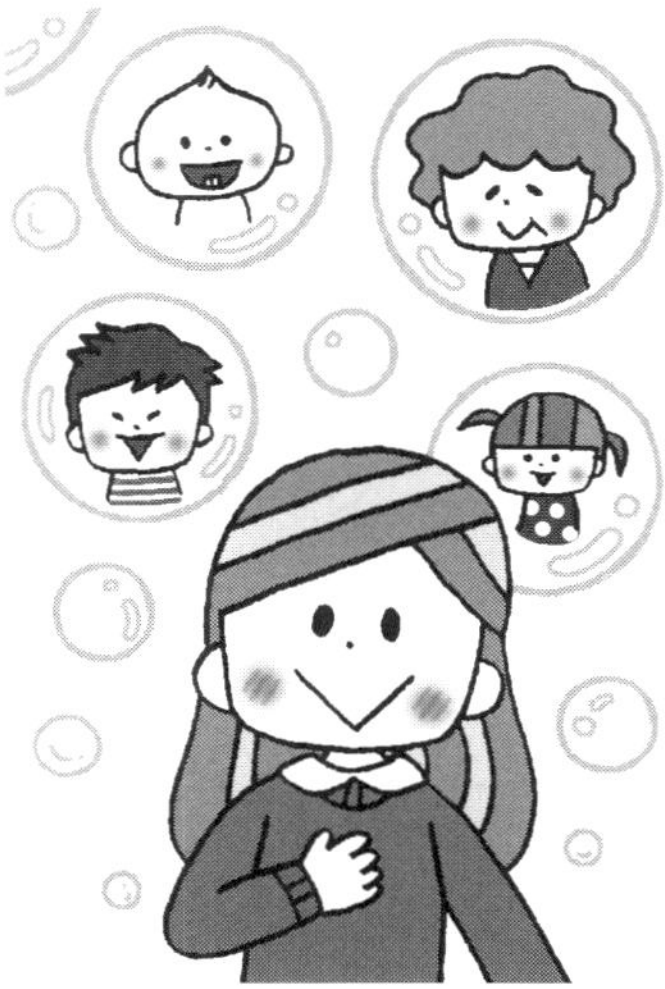

です。

器用・不器用より、大切なことは「一つひとつの作業をていねいに行うための根気強さ」です。歯科衛生士のなかには、コツコツと歯石《しせき》を取るのが好きな人、患者《かんじゃ》さんと会話したり説明するのが好きな人、というようにさまざまなタイプの人がいます。見ると、それぞれに得意なことを仕事に活かしています。ひと口に〝歯科衛生士〟といっても、今はさまざまな職場があります。就職のさいに自分がもっている得意な面を活かせる職場を選ぶこと、そして、自分に向いていないと感じたときには、自分に何が不足していてそう感じるのかを考え、その部分を強化していく努力をすること、それが適性といえます。

歯科衛生士としての心構え

歯科衛生士の資格は一度取得したら、そのままもち続けられる「永久資格」です。そのために何らかの理由で離職《りしょく》してから、再度仕事をしたいと思ったときには復職しやすい、というメリットがあります。

しかし、休職しているあいだにも歯科にまつわる技術は進み、社会のニーズもどんどん変化していきます。そのために専門雑誌やニュースや新聞などで歯科業界や社会の動きにいつも注目して勉強を続けることが大切なことです。それが復職・転職のしやすさとなり、時代のニーズに応えられる歯科衛生士となるためのポイントになります。

あるベテランの歯科衛生士は「新人歯科衛生士として職場に出てからは、学生時代に学んだことを実践《じっせん》へとつなげていくことが必要」と語ります。その人はわからないことがあると、仕事をしながら学生時代の教科書を何度も読み返していたそうです。いくら資格を取得したといっても、知識・技術・態度など、最初からきちんと備わっているわけではありません。実践《じっせん》の場で行う行為《こうい》の一つひとつに対して理由や裏づけとなる理論があり、それを意識しながら仕事をしていくことが重要で、それが知識と技術をつなげて歯科衛生士としての実践《じっせん》力を確実なものにしていくのです。

また、キャリアアップや自己研鑽《けんさん》のために、日本歯科衛生士会が開催《かいさい》する卒後の継続《けいぞく》的な生涯《しょうがい》研修や、同会や各種関連学会やメーカーが開催《かいさい》するセミナーなどを活用して自身の知識や技術を日々ブラッシュアップしていく心がけが必要です。そのことが歯科衛生士としての自分を高めていくことにつながります。

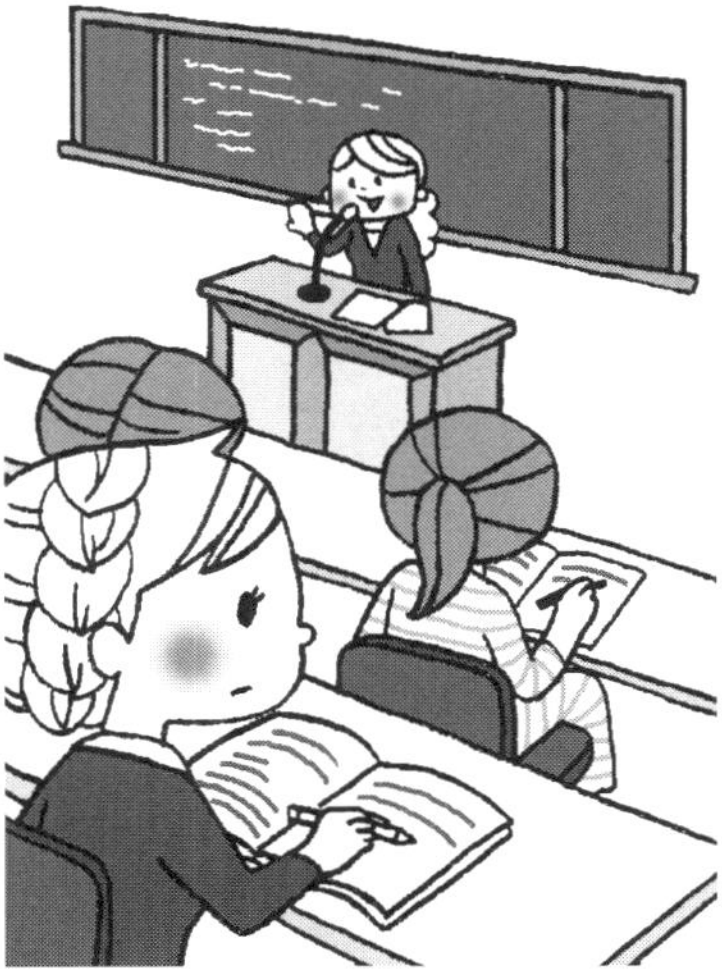

学びの期間は3年以上 専門学校と大学で違いがある競争率

歯科衛生士を養成する学校の現状

●入学資格

歯科衛生士になるための学校に進むには、高等学校を卒業していること、もしくは高等学校卒業と同等以上の学力があると認められていることが必要です。そのうえで学校の入学試験を経て入学し、3年以上のカリキュラムを履修《りしゅう》し、国家試験を受験します。男子学生の入学は毎年30名前後ありますが、男子学生の受け入れについては学校により異なり、男子学生を受け入れている学校は全体の4割弱です。男性が入学を検討する場合は、学校ごとに男子生徒受け入れをしているか否かを確認する必要があります。

●養成校の現状

２０１６年現在の歯科衛生士を養成する学校の状況《じょうきょう》をみると、養成校は全国に１５９校あります。その内訳は４年制大学が９校、短期大学は13校、専門学校が１３７校です。また、昼間部と夜間部の二部制の養成校が11校（２０１６年「歯科衛生士教育に関する現状調査」全国歯科衛生士教育協議会《ぜんこくしかえいせいしきょういくきょうぎかい》による。以下同）あります。

入学定員は増加して８７０８名と前年度から比較《ひかく》すると１２２名増加しています。入学定員の増加は社会ニーズを反映していると考えられます。一方、入学者は微増《びぞう》で、入学者のさらなる増加が期待されています。

●志願者倍率

全国平均では１・２から１・３倍前後を示しています。学校種別でみると大学３・62倍、短期大学では１・59倍、専門学校では１・07倍程度でした。学校によって7倍以上のところがある一方、定員割れの学校もあるようです。これは前述した定員数の増加が影響《えいきょう》していると考えられています。

●就職率

歯科衛生士の求人倍率は高く、平成28年度では20・５倍を示しています。就職率は全体で93・８%。地区別に求人倍率と就職率を比較すると、求人倍率がもっとも高かったのは関東・甲信越地区で25・２倍、もっとも低いのは九州・沖縄地区で13・１倍でした。また、就職率でみると、東北地区が96・３％と東海地区が96・２％で高く、最も低かったのは九州・沖縄地区の89・０％でした。

●学費

その学校が国公立であるか私立であるか、４年制か３年制か、また学校は全国にありますが地方の学校か首都圏《けん》にある学校かによって学費は違《ちが》ってきます。３年制でみた場合、国公立の学校では総費用が１００万～１５０万円程度、一方、私立であれば３００万～３５０万円程度かかります。いずれにしてもまとまった金額になりますが、公的な教育ローンのほか、奨学金《しょうがくきん》制度・給付金制度をはじめとした学費のサポート制度を設けている学校がありますので、ホームページなどで確認するとよいでしょう。

●養成校で学ぶこと

教育内容は厚生労働《こうせいろうどう》省と文部科学《もんぶかがく》省で定められたカリキュラムと授業数を基準に決められていて、教室内での実習と臨床《りんしょう》現場で行う臨地《りんち》実習を含《ふく》めた20時間の実習を含《ふく》めた合計93時間以上を履修《りしゅう》するようになっています（図表６）。

そのうえで「診療《しんりょう》の補助」や「保健指導」など特に時間をかけて授業を構成したり、特別授業をカリキュラムに取り入れたりして、学校ごとの特色を打ち出しています。

●養成校での日々

図表6 歯科衛生士の教育内容と必要単位数

教育内容		単位数
基礎分野	科学的思考の基盤	10
	人間と生活	
専門基礎分野	人体（歯・口腔を除く）の構造と機能	4
	歯・口腔の構造と機能	5
	疾病の成り立ちおよび回復過程の促進	6
	歯・口腔の健康と予防に関わる人間と社会の仕組み	7
専門分野	歯科衛生士概論	2
	臨床歯科医学	8
	歯科予防処置論	8
	歯科保健指導論	7
	歯科診療補助論	9
	臨地実習（臨床実習含む）	20
選択必修分野		7
合計		93

（歯科衛生士学校養成所指定規則より）

歯科衛生士の学生生活は、3年間のほとんどは月曜日から金曜日の午前9時から午後4時まで、講義や実習が組み込《こ》まれています。3年制を例にあげると、その流れは図表7のようになります。学校によって授業時間に若干の違《ちが》いはあるものの、授業の予習や復習、レポート提出、臨地《りんち》実習の準備などがあって、アルバイトをする余裕《よゆう》はない……と考えて臨んだほうがよいでしょう。では、4年制になるとどうか、というと、大学では歯科衛生士のほかに社会福祉《ふくし》士等の資格取得に向けた授業も入ってくるために、同じように内容の濃《こ》い4年間です。また、それまでの高校の授業とは異なり、一回の授業は80～90分となるため、慣れるまで少し大変かもしれません。

しかし、1年生の後半から2年生の前半あたりから始まる実習では、専門の器具にふれ、具体的に体を動かして基礎《きそ》的な手技を練習します。ここで歯科衛生士としての実務にふれてモチベーションを高めることができるはずです。

さらに大学病院や歯科医院などでの臨床《りんしょう》実習では、実際の患者《かんじゃ》さんの歯石《しせき》や歯肉の状態を見学します。このとき歯石《しせき》を取り除く前と後とで患者《かんじゃ》さんの歯肉や症状《しょうじょう》がどのように変化するか、エックス線写真に映し出された所見がどのように変化していくかをしっかり観察します。そして病気の原因や歯科衛生士が行うケアの手技と症状《しょうじょう》の回復・改善との関連など、ケアを通して表れる患者《かんじゃ》さんの変化と講義で学ぶ理論とを実習によって結びつけることが大切です。歯科衛生士は歯科医師のような診断《しんだん》はしないものの、それに匹敵《ひってき》するほどの観察する力を育んでいくことも必要です。

学校選びのポイント

学校を選択《せんたく》するさい、どのような点にポイントを置くかは、その人によって異なってきます。が、おおむね留意すべき点をあげれば、①学費を含《ふく》めた3年間の総費用、②国家試験の合格率、③施設《しせつ》の充実《じゅうじつ》度、④自分にとっての通学のしやすさ、などです。どれを最優先にもってくるかは、個々人の都合によって異なります。

図表7 歯科衛生士養成校の3年間の流れ

1年次	●基礎科目の履修 ●相互実習：学内において学生同士で基礎手技を練習
2年次	●専門科目の履修 ●臨地実習：歯科衛生士活躍の場の見学 ●臨地実習：一般的歯科診療所での基礎実習
3年次	●臨地実習：大学病院での先進歯科医療の見学 ●臨地実習：教育現場での保健指導実習 ●臨地実習：介護・福祉施設での歯科衛生実習等 ●国家試験対策

●3年間の総費用

冒頭《ぼうとう》でふれたように学費は学校によって異なりますが、私立の３年制では３００万～３５０万円かかります。これには入学金や月謝、教科書代などが含《ふく》まれます。しかし、学校で学ぶ３年間にかかる費用はこれだけではありません。

たとえば通学のための交通費もしっかりと考えておく必要があります。また、臨地《りんち》実習が始まれば自宅から実習先へ通うさいの交通費もかかります。ときには、臨地《りんち》実習先が自宅からも、学校からも離《はな》れていたためにビジネスホテルに泊《と》まって実習に通った……という話を聞くことがあります。

さらに自宅から学校が離《はな》れている場合は、アパートを借りたり下宿をしたりする必要があり、部屋代や食費もかかります。こういった生活費を含《ふく》めた経済面に対して家族の協力を得られる場合はいいですが、それを望めない人もいることでしょう。特に社会人入学をめざしている人は、それまでの収入が学校に通っているあいだ、ほぼゼロに近い状態になると考えたほうがよいでしょう。

また、学校によっては卒業旅行のための積み立てを1年次から行うなど、学費以外に考えておかなくてはならない費用がいろいろあります。学校選びには事前に学費以外に必要な経費を確認し、併《あわ》せて奨学金《しょうがくきん》や教育ローンなどの手立ても考えておくことが大切です。

●国家試験の合格率

国家試験はできるだけ1回で合格したいものです。それは学校を卒業してからは試験勉強のサポートが受けにくくなること、学校を卒業してからの受験は仕事をしながら進めるために集中しにくくなる、などの理由からです。

毎年の歯科衛生士国家試験の合格率は平均で96％前後です。学校ごとの合格率をみると100％のところ、90％台のところ、80％台のところとばらつきがあります。しかし、ここでさらに注目したいのは、入学者数と受験者数の差です。学校のなかには合格率を高く保つために、合格見込《みこ》みのない学生は受験させないところもあります。そのため入学者数と卒業者数、そして合格率をチェックすることも必要です。学生一人ひとりの学力の問題もありますが、受験者数と卒業者数の差が少なく、合格率も高い学校は、学生へのサポートも細やかに徹底《てってい》されている可能性が高いとみられます。

●学校施設《しせつ》の充実度《じゅうじつど》

オープンキャンパスはその学校の施設《しせつ》の充実度《じゅうじつど》を、実際に見て感じることができるよい機会です。

学校施設《しせつ》として特に注目したいところは実習室です。設備や機材は最新でないにしても、現在、一般的《いっぱんてき》に使われていそうなタイプのものかどうか、古い印象のものではないかどうか、清潔で明るい印象か、などを見てみましょう。

さらに学校の図書室・図書館に通常の参考図書のほか歯科衛生関係の雑誌の最新号がそろっているかにも注目です。専門雑誌には、注目の取り組みや、活躍《かつやく》している歯科衛生士の活動などが紹介《しょうかい》されていて、歯科業界の〝今〟を知ることができます。

また男子学生を受け入れている学校は5割に満たない状況《じょうきょう》ではありますが、更衣《こうい》室やトイレなどの設備もチェックしておきたいポイントです。

●通学のしやすさ

学校から学校の最寄り駅までの距離《きょり》やバス便の多さなどを調べておきましょう。また一度登校してから実習先へ、もしくは実習終了《しゅうりょう》後に学校に戻《もど》って自習・下調べをする、ということも想定して、通常の通学時間以外の時間帯の交通の便も確認しておきます。

歯科衛生士の国家試験

全国平均96％を前後する高い合格率

国家試験の内容と合格に向けて

歯科衛生士国家試験では、つぎの科目について筆記試験が行われます。

①人体（歯・口腔《こうくう》を除く）の構造と機能、歯・口腔《こうくう》の構造と機能
②疾病《しっぺい》の成り立ちおよび回復過程の促進《そくしん》
③歯・口腔《こうくう》の健康と予防にかかわる人間と社会の仕組み
④歯科衛生士概論《がいろん》
⑤臨床《りんしょう》歯科医学
⑥歯科予防処置論
⑦歯科保健指導論および歯科診療《しんりょう》補助論

当然のことながら、これらの科目は学校で学ぶことばかりです。そのため、学校の講義をきちんと受けていれば、ある程度はクリアできます。とはいうものの、なかなかそれができない現実があります。

そこで、合格に向けた対策のひとつとして、臨地《りんち》実習を活用した勉強方法があります。「臨地《りんち》実習と受験対策は別物」という感覚を抱《いだ》きがちですが、実はそうではありません。臨地《りんち》実習は学内での座学で学んだことと実践《じっせん》・実技とを結びつける目的があります。ですから、その予習・復習では教科書を丹念《たんねん》に読み込《こ》み、実習先でわからないことにぶつかれば再び教科書をひもとく、ということをくり返します。それが、国家試験対策にもつながるのです。あらかじめ試験科目やその出題傾向《けいこう》などをざっくりでも把握《はあく》して、実習中に教科書を読んだり、調べたりした部分と同じ科目の過去の出題問題を1題だけでも解いてみる、その積み重ねが後に大きな力となります。

その後は、学校で行われる国家試験対策講座などのサポートプログラムに沿って自分の不得意科目を明確に打ち出し、国家試験の過去問題集をくり返し解きながら不得意科目の強化と国家試験の傾向《けいこう》と対策を分析《ぶんせき》して試験本番に備えます。

なお、試験はマークシート方式で行われます。配点は1問1点であり、220点満点中6割に当たる132点以上が取れれば合格となります。近年の歯科衛生士国家試験の合格

図表8 近年の歯科衛生士国家試験の合格者数と合格率

回数（年度）	受験者数	合格者数	合格率
第26回（平成28年度）	7,218名	6,737名	93.30%
第25回（平成27年度）	7,233名	6,944名	96.00%
第24回（平成26年度）	6,753名	6,475名	95.90%
第23回（平成25年度）	6,685名	6,492名	97.10%

者数・合格率は図表8の通りです。だいたい毎年96%前後の高い合格率です。しかし、学校ごとに合格率をみると、１００％のところがあったり、80%台の学校もあったりしてばらつきがみられます。これは本人の学力・資質のほか、学校の受験サポート態勢も関係しているのかもしれません。

歯科衛生士の国家試験は毎年1回、3月に実施《じっし》されます。

受験資格はつぎの3つです。

①文部科学大臣の指定した歯科衛生士学校を卒業した者（卒業見込《みこ》みの者も含《ふく》む）

②都道府県知事の指定した歯科衛生士養成所を卒業した者（卒業見込《みこ》みの者も含《ふく》む）

③外国の歯科衛生士学校を卒業し、または外国において歯科衛生士免《めん》許《きょ》を得た者で、厚生労働大臣が①または②に掲《かか》げる者と同等以上の知識および技能を有すると認めた者

試験の日程発表から試験・合格者の発表までのスケジュールは図表9のようになっています。

なお、試験の実施《じっし》に関する事務は指定試験機関として歯科医療振興財団《しかいりょうしんこうざいだん》という組織が国からの指定を受けて行っています。受験に必要な提出物はつぎの3つです。

①受験願書
②出願前6カ月以内に撮影《さつえい》した縦6cm×横4cmの顔写真
③卒業（見込《みこみ》）証明書
④受験手数料として1万4300円

図表9 歯科衛生士国家試験のスケジュール

日付	内容
前年9月初旬	官報*による告示
前年9月中旬	願書が学校・養成所へ送付
前年11月下旬	受験者の障がいの申出期日
1月上旬	出願書類等の受付開始
1月中旬	出願書類の受付期限
2月中旬	受験票の投函
2月中旬以降	受験票の到着
3月上旬	試験期日（当日）
3月中旬	卒業証明書の提出期日
3月下旬	合格者の発表

右の①から③の提出書類は指定期限までに郵便書留で歯科医療振興財団に送付します。受験手数料は同財団の所定の振込《ふりこみ》用紙を用いて郵便局または銀行口座に振《ふ》り込《こ》みます。通常、養成校在学中の学生については、これらの手続きは学校側が一括《いっかつ》して行ってくれます。そのため、願書や受験票なども学校に歯科医療振興財団からまとめて送付されます。

なお、注意したい点として開催《かいさい》地と試験会場があります。この2点については、毎年、開催《かいさい》地や試験会場が異なります。そのため、しっかり朝の出発時間や試

*官報とは国の公文書など公示事項を登載し周知を目的とした政府の機関紙。国立印刷局の掲示板や官報販売所の掲示板に掲示される。インターネットのウェブサイトからも閲覧できる。

験会場への交通手段などを確認しておく必要があります。場所や交通手段、天候などの状《じょう》況《きょう》によって前日に会場近くに宿泊《しゅくはく》することも考え、準備するとよいでしょう。

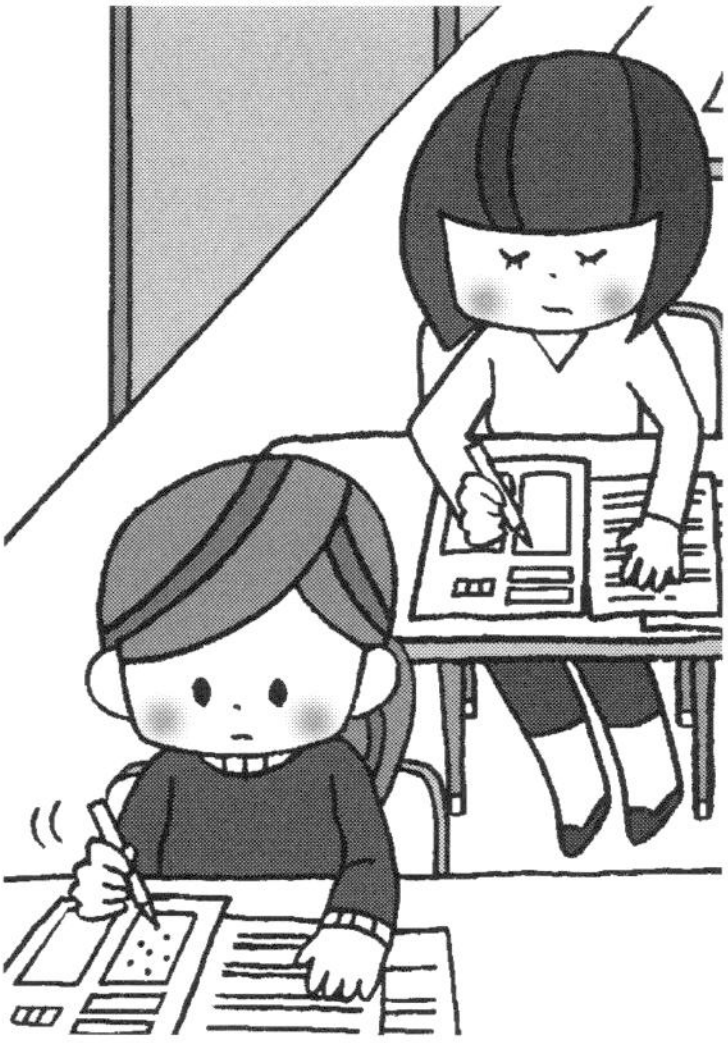

歯科衛生士の就職の実際

歯科衛生士の求人は卒業者数の10倍以上の売り手市場

歯科衛生士の就職の現状

図表10にあるように求人の状況《じょうきょう》をみると、「就職氷河期」といわれ多くの大学生が就職に苦労していた年でも歯科衛生士に対する求人倍率は常に10倍を超《こ》えています。直近の2015年度の状況《じょうきょう》を取り上げると、7022名の新卒者に対して求人件数は7万4372名、求人人数は12万1022名で、18・4倍もの求人倍率を示しています。

そうした中6571名、93・6%が就職しています。求人はたくさんあるのに就職率が100%にならないのは、進学や何らかの理由で歯科衛生士として働くことを断念した人がいること、自分が求める条件に合う就職先に出合うことができずに歯科業界での就職を見合わせているなど、さまざまな理由が推測できます。いずれにしても高い求人倍率であ

図表10 歯科衛生士の就職者数・求人人数・求人倍率の年次推移

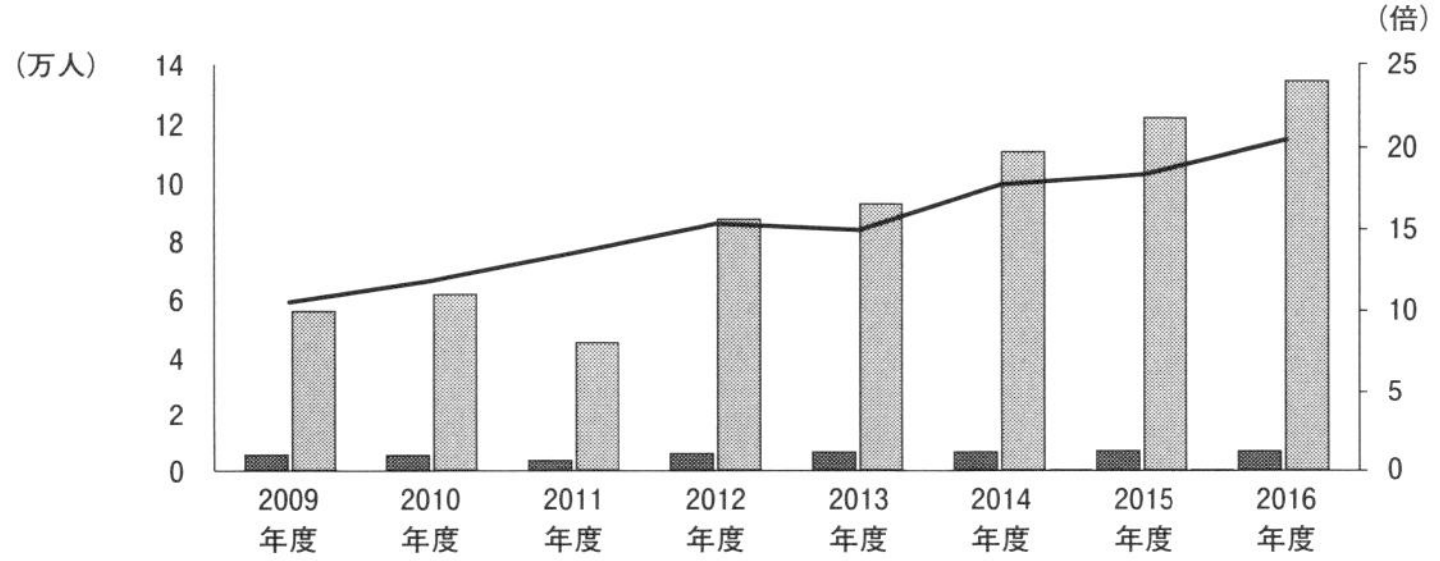

	2009年度	2010年度	2011年度	2012年度	2013年度	2014年度	2015年度	2016年度
就職者数	5,235	5,137	3,302	5,637	6,144	6,157	6,571	6,487
求人人数	55,492	61,217	44,845	86,936	92,174	109,864	121,022	133,189
倍率	10.6	11.9	13.6	15.4	15.0	17.8	18.4	20.5

（全国歯科衛生士教育協議会「歯科衛生士教育に関する現状調査」より）

るということは、就職にさいしての選択肢《せんたくし》が豊富であるといえるでしょう。

現在、働いている歯科衛生士に対する調査では、勤務場所や常勤や非常勤といった働き方に関係なく、9割以上の歯科衛生士が「今後も歯科衛生士として働き続けたい」と回答しています。これは、働くスタイルが一人ひとりの都合によって変わっていても、歯科衛生士としての仕事自体には、免許取得後も多くの歯科衛生士が高い満足度をもっていることがうかがわれます。

歯科衛生士の就職活動

歯科衛生士の人たちはどのように就職活動をしているのでしょうか。これについては、他業種と大きな違《ちが》いはないようです。

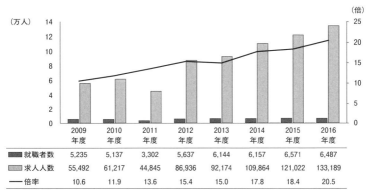

新卒者に対しては、養成校にさまざまな歯科診療《しんりょう》所や病院、事業所などから求人が寄せられます。勤務先の所在地や初任給、福利厚生などの条件が一枚の表、つまり求人票としてまとめられて、学生は自由に閲覧《えつらん》することができます。もちろん、学校には就職をサポートする役割を担当する先生や職員がいるので、何か疑問点や不安な点は相談することができます。

また、学校には卒業生を通しての採用に関する相談・求人などの情報が寄せられることがあります。それらはふつうに寄せられた求人情報と並《なら》んで学生の目にふれることもありますが、表に出ない場合があります。後者の場合は、その条件に見合いそうな人に教員から声をかけることが多いようです。

自分が望む条件を満たす職場を探すため、就職担当者や教員に就職に関する自分の希望を折々の機会に伝え、積極的に相談することが大切です。そうして相手の印象に残すことで、自分の希望条件に見合った求人が来たときには声をかけてもらいやすくなるからです。たとえば求人があまり多くない行政関係の職場や企業《きぎょう》系の診療《しんりょう》所などは、より多くの人に自分の希望を伝えることで関連した情報を集められることができるでしょう。また、なかには就職情報誌や就職サイトを使って就職先を探す人もいます。

学校に寄せられる求人票にしても、就職情報誌に掲載《けいさい》されている求人にしても、給与《きゅうよ》などの条件は自分の希望に見合っているとしても、職場の雰囲気《ふんいき》などについては実際に中に入ってみなくてはわかりません。学生のなかには、自分が実習でお世話になった歯科診療《しんりょう》所に就職する人も少なくありません。実習を通して職場の雰囲気《ふんいき》がわかっていること、そこで働いている先輩《せんぱい》歯科衛生士の人柄《ひとがら》もわかっていることから安心して就職できるといいます。同じような目的から、就職活動では職場見学などを積極的に行うとよいでしょう。

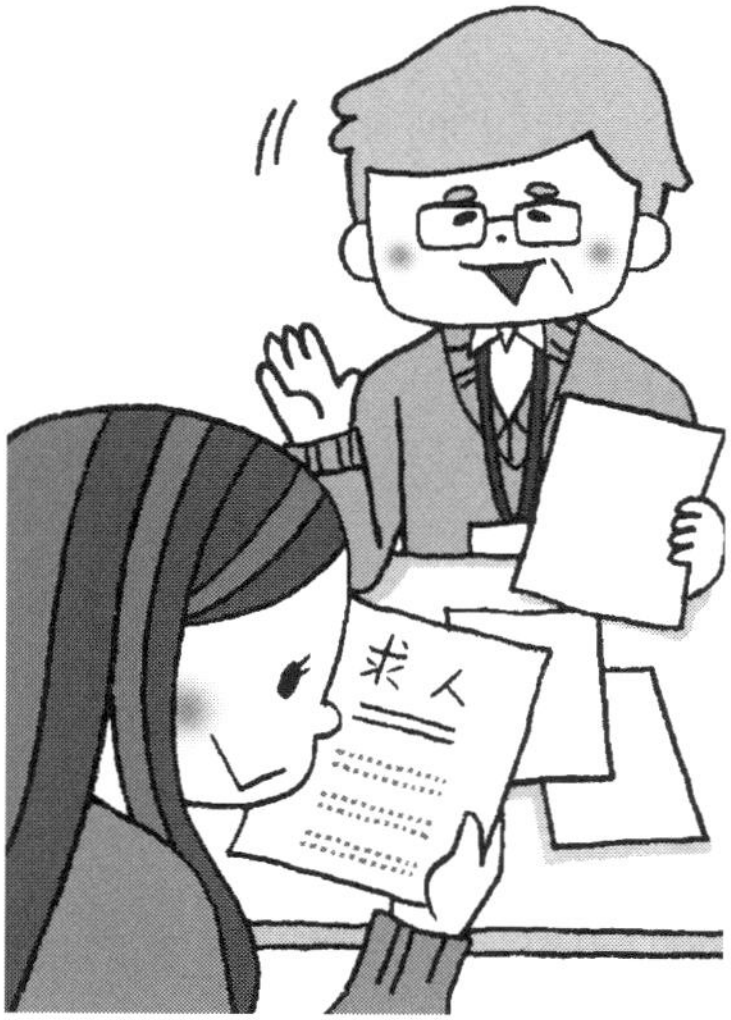

歯科技工士の適性と心構え

“人の口に直接入って健康を支える”その意識をもって作業に臨む

歯科技工士に向く人は

歯科技工士が作るものは、人の口の中に直接入って歯の代わりになるものであり、食事や会話、呼吸など人が生きて、暮《く》らしていくことに、さまざまな影響《えいきょう》をもたらします。単なるものづくりの域を超《こ》えた、医療《いりょう》専門職としての重要な役割があります。それだけに、一人ひとりの口の状態に応じた精密で正確なものを作り出す必要があります。では、そのための適性はどのようなものでしょうか。

●器用さ・緻密《ちみつ》さよりも根気強さがある人

歯科技工士になるには「手先が器用な人」「緻密《ちみつ》な性格な人」が向いていると思われます。しかし、そうとは限りません。実は、手先の器用さや緻密《ちみつ》さといったことは、そうした素質をもっているに越《こ》したことはないものの、それがないとしても大きな問題ではありません。なぜなら、これらの点はトレーニングである程度身につけることができるからです。それよりも与《あた》えられた自分の仕事をこつこつと誠実にやり遂《と》げる根気強さが必要です。

●計画性と責任感のある人

歯科補てつ物などを製作する仕事は、歯科医師からの「歯科技工指示書」を受けたときから、何日ぐらいで納品するか期限が決まっています。そのために、受けた仕事に対して、期限をきちんと守って納品できるように仕事を進める計画性や責任感が大切です。

●知りたいことを端的《たんてき》に尋《たず》ね、自分の考えなど必要なことを伝え、相手の要望や思いをしっかりと聞く、といったコミュニケーション能力のある人

なお、歯科技工士は、歯科医師や歯科衛生士と同じように歯科医療《いりょう》を支える重要な医療《いりょう》メンバーの一員です。しかし、歯科医師や歯科衛生士と比べると患者《かんじゃ》さんと直接かかわる時間は圧倒《あっとう》的に少なく、ほとんどが歯科技工指示書と患者《かんじゃ》さんの口の中の状態を再現した模型と向き合って、補てつ物などを作り上げていきます。そのために内向的で、人と接することが苦手な人でも仕事を行うには問題ない、と思われることがあります。しかし、それは少し違《ちが》います。

たとえば、歯科医師からの歯科技工指示書に書かれている内容と模型に見られる状況《じょうきょう》に

何らかのくい違いなどを発見してそれを確認したり、素材の選択《せんたく》のために患者《かんじゃ》さんの生活習慣やくせを歯科医師や歯科衛生士から聞き取ったり、直接患者《かんじゃ》さんの要望を聞いたりするなど、よりよいものを作ろうとすればするほど、人と接してコミュニケーションをとる機会が必要となります。そのためにあえて社交的であろうとする必要はないものの、知りたいことを端的《たんてき》に尋《たず》ね、自分の考えなど必要なことを伝え、相手の要望や思いをしっかりと聞く、といったコミュニケーション能力は必要です。

歯科技工士の教育にたずさわっているある人は、歯科技工士として伸《の》びる人材についてコ「最初から器用だったり、要領がよかったりする人よりも、一見不器用そうだったり、コミュニケーションが苦手そうな人のほうが伸《の》びていきます」と言います。

歯科技工士のような技術職は、同じ職場で長く働いていくうちには、いつか指導する立場へとなっていきます。また、独立開業などすれば部下をもつこともでてきます。そのさいに、自分の苦手を克服《こくふく》した人は、他人の壁《かべ》も理解することができてコミュニケーション

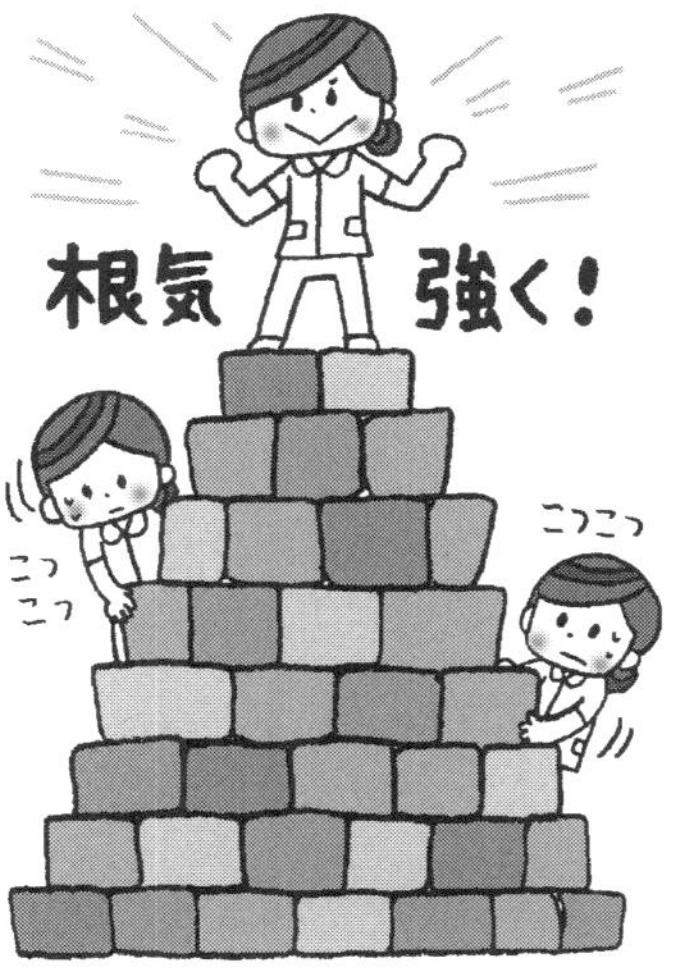

やものの見方や理解に深みが加わって、伸《の》びていくということです。

ここでは適性について述べましたが、「歯科技工士として身につけるべき基礎《きそ》的な力」と言い換《か》えられます。歯科技工士となるために学びながら、これらの力もつけていくことがみなさんの成長につながるはずです。

歯科技工士としての心構え

歯科補てつ物などは人の口に直接入り、その良しあしは、人の健康に直接影響《えいきょう》を及《およ》ぼしかねません。そのため、製作に当たってはその裏づけとなる専門知識が必要です。

ほかの医療《いりょう》や科学技術と同じように歯科技工に関する理論や技術も日進月歩で進んでいます。日々、新しくなっていく技術や知識を、積極的に習得していく意欲が必要です。そのためには、新しいことへの好奇《こうき》心や向上心を常にもちながら仕事に臨む姿勢が大切です。

それは単に日々の仕事をこなしていくだけではなく、社会の動きを含《ふく》め、自分の専門分

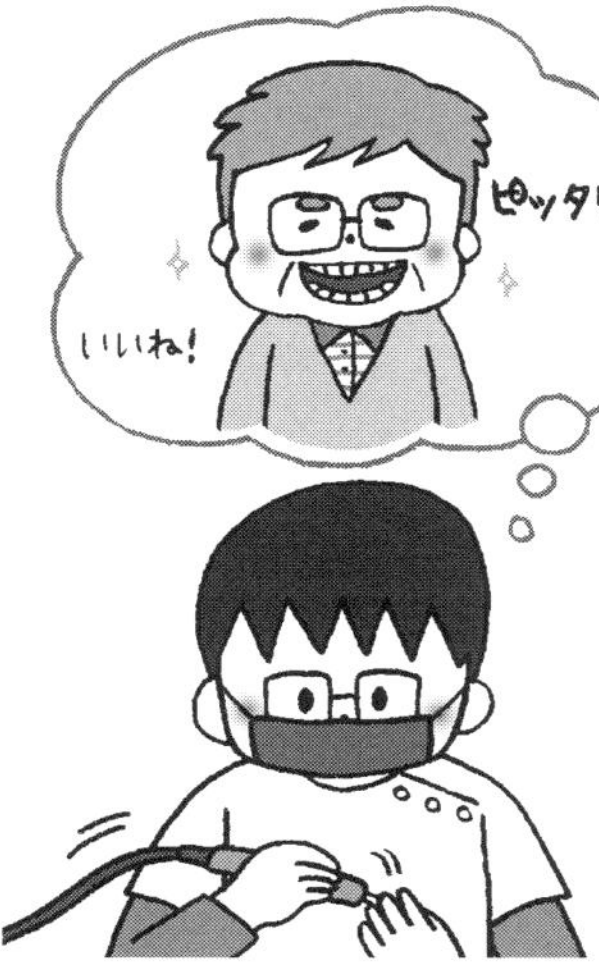

野である歯科技工の新しい技術や理論などを専門雑誌などから吸収したり、教科書を読み返したりすることも必要です。

また緻密《ちみつ》なものづくりの世界では、自分の技術力が高まれば高まるほど、細部にこだわりをもつようになります。それはよいことですが、ときに使う人の存在が置き去りにされてしまうことがあります。歯科技工士として活躍《かつやく》している人たちは、必ずそれを使う人が存在し、何よりもその人にとってベストなものを作る、ということをいつも心がけていま す。

歯科技工士の養成学校

少数精鋭の環境でスキルを習得する2年間

歯科技工士を養成する学校の現状

●入学資格

歯科技工士の養成校には、2年制専門学校、3年制専門学校、2年制短期大学、4年制大学などがあります。これらの入学資格は高等学校を卒業していること（卒業見込《みこ》み も含《ふく》む）、もしくは高等学校卒業と同等以上の学力があると認められていることが必要です。

●養成校の現状

歯科技工士の養成校の修業年限は昼間2年以上、夜間3年以上です。

現在、学生を募集している歯科技工士養成校は全国に48校あり、その内訳は4年制大学が3校、2年制短期大学が2校、3年制専門学校が2校、そのほかの41校は2年制の専門学校（4校の夜間部を含《ふく》む）です（2018年現在）。2000年ごろまでは72の学校があったのですが、閉科や廃校《はいこう》などにより現在の数まで減っています。

●志願者倍率

4年制大学や短期大学を除いた2年制の専門学校のほとんどが定員割れの状況《じょうきょう》で、受験倍率は0・8倍をきっています。

この現象は2000年以降の養成校数の減少にともなって、総定員、受験者数、入学者数も減少し、2014年には総定員数が1860名に対して入学者数1262名となりました。定員割れの現象は少子化が大きな原因として考えられていて、一般《いっぱん》の大学などでも定員割れの傾向《けいこう》が表れています。

見方を変えると、技術習得がいちばんの目的となる歯科技工士の学生時代を少数で学べる環境《かんきょう》で過ごすことは、それだけ技術をしっかりと習得できる、ともいえます。この環境《かんきょう》を上手に使いたいものです。

●就職率

歯科技工士は需要《じゅよう》が多い職業です。そのため免許を取得できれば、就職先に困ることはほとんどないでしょう。

しかし、その一方で離職率《りしょくりつ》も高いのです。その原因としては、受注が重なったり、納期に間に合わせるために残業が多くなったりして、生活が不規則になりがちなこと、収入に対する不満などがあげられます。

就職前には見学やインターンシップなどの機会を利用して、実際の職場を見て就職先を選《せん》択《たく》するとよいでしょう。

●学費

その学校が国公立であるか私立であるか、2年制か3年制か、地方の学校か首都圏《けん》にある学校かなどによって学費は違《ちが》ってきます。

初年度の納入金額をみると、高い学校では約200万円というところがありますが、多くは140万円前後です。

いずれにしてもまとまった金額になりますが、公的な教育ローンのほか、奨学金《しょうがくきん》制度・給付金制度をはじめとした学費のサポート制度を設けている学校がありますので、ホームページなどで確認してみるとよいでしょう。

●養成校で学ぶこと

歯科技工士になるために学ぶ内容は、厚生労働省から出されている指定規則によって2年間で2200時間以上の教育内容が定められています。その内容は図表11のようなものですが、なかでも「顎口腔《がくこうくう》機能学」は顎《あご》の運動やかみ合わせ機能などをくわしく学ぶもの

図表11 歯科技工士の教育内容と必要単位数

教育内容		単位数
基礎分野	科学的思考の基盤 人間と生活	5
専門基礎分野	歯科技工と歯科医療	3
	歯・口腔の構造と機能	7
	歯科材料・歯科技工機器と加工技術	7
専門分野	有床義歯技工学	12
	歯冠修復技工学	13
	矯正歯科技工学	2
	小児歯科技工学	2
	歯科技工実習	11
合計		62

（歯科衛生士学校養成所指定規則より）

で、歯科技工をするために欠かせない科目です。

また、学校の特色を出すために、「歯冠《しかん》修復技工学」「有床《ゆうしょう》義歯技工学」「歯科技工実習」などの時間を多くとったり、新しい技術授業として「インプラント技工学」や「ＣＡＤ／ＣＡＭシステム」などの科目をカリキュラムに組み入れたりしている学校もあります。

そのために授業時間数は、実際には２５００時間以上となっています。

また、３年制の専門学校では、「審美《しんび》歯科学」「スポーツ歯科学」「顎《がく》顔面補綴《ほてつ》学」などが加わります。さらに４年制大学になると、一般《いっぱん》教養のほか、「細胞《さいぼう》工学」「生体工学」「再生医療《いりょう》学」「情報処理学」などの講義や実習が行われます。

技術が進むとともに、その裏づけとなる理論やその技術を習得するための実習など、学ぶべきことがつぎつぎと出てきて、２年の教育時間では足りなくなっているのが現状です。

●養成校での日々

２年制の場合、１年生では講義と実習が並行《へいこう》して行われ、２年生になると応用実習が主になり、講義は夏休み前で終了《しゅうりょう》します。応用実習は冬休みに入るまで続きます。そして年が明けると、国家試験対策としてまとめの講義と実技試験に備えた演習が行われます。

おおむね、養成校での２年間はこのように進み、この間に夏休みや試験、文化祭などが組み込《こ》まれますが、具体的にはそれぞれの学校によって変わってきます。

なお、１年次の基礎《きそ》実習では、入れ歯の作り方などの基本技術を通して歯科技工物に使われている材料が人体に与《あた》える影響《えいきょう》などを、実習をしながら感じ取っていきます。さらに、歯科理工学実習では歯科補てつ物などの特徴《とくちょう》や性質を実習しながら学び、口腔解剖《こうくうかいぼう》学基礎《きそ》実習では削《けず》ったり形を整えたりする歯科技工のテクニックを身につけます。

２年次では、歯科技工演習によって１年次で学んだ基礎《きそ》的な歯科技工技術を、実際の現場で役立てられるスキルまで高めます。また、ＣＡＤ／ＣＡＭ装置《そうち》など、コンピュータを使った歯科模型製作を実際に行います。

学校選びのポイント

学校を選択《せんたく》するさいに留意すべき点は、①学費を含めた2～4年間の総費用、②国家試験の合格率、③施設《しせつ》の充実度《じゅうじつ》、④自分にとっての通学のしやすさ、などです。どれを最優先にもってくるかは、個々人の都合によって異なります。

●在学中の総費用

学費は2年制、3年制、4年制の大学など、学校によって異なります。しかし、多くの場合、入学案内などに書かれている学費は入学金や月謝などです。

そのほかに歯科技工士の場合、教材費、実習費、自習器具代、白衣代などもかかります。学校によっては案内書に書かれている金額にこれらが含《ふく》まれている場合もありますが、含《ふく》まれない場合もあります。歯科技工士となるための学びの期間は、技術習得ために実習に何よりも重きが置かれます。そのために、実習に直結するこれらの費用は欠かすことができません。案内書やホームページなどに書かれている学費には何の費用が含《ふく》まれているのか、記載《きさい》されている学費のほかにどのような費用がいくらぐらいかかるか、直接確認するとよいでしょう。

たとえば通学のための交通費もしっかりと考えておく必要があります。学校と自宅が離《はな》れていて毎日の通学がしにくいようであれば下宿やアパートの家賃、もしくは学校に寮《りょう》があれば寮費《りょうひ》が必要になるでしょう。食費や参考書などの費用も必要です。また、学校によっては、歯科技工所や歯科医院・病院を見学したり、そのほかの学校行事で学外実習に出かけたりします。こうしたさいにも、細々とした費用がかかることでしょう。

こうして学生生活を具体的にシミュレーションしながら、どのくらいの費用がかかるのか計算し、入学金や月謝以外にかかる費用の総額もおおまかにでも把握《はあく》しておきましょう。実家から経済的なサポートを受けられる場合はまだいいですが、それが難しい人や、社会人入学をして学生の間は収入がなくなる人などは、学業に集中するためにも、経済面でも計画的に進めていく必要があります。もし、経済的に厳しい、もう少し余裕《よゆう》をもって学生生活を送りたい、親への負担を少しでも軽くしたい、と考える場合は、奨学《しょうがく》金や教育ローンなども検討してみるとよいでしょう。

●国家試験の合格率

歯科技工士の国家試験では、毎年１００％に近い合格率です。２０１６年度では97・5％でした。国家試験は筆記試験と実地試験がありますが、いずれも学校でしっかり学習していればほぼ合格します。

しかし、学校別の合格者状況《じょうきょう》をみると、ほとんどの学校が合格率１００％のなかで、

80％台、やっと90％台という学校がまれにみられます。これは個人の学習・学力の問題も考えられますが、学校の国家試験に向けたサポートにも何らかの関係があるかもしれません。受験を検討している学校の国家試験合格率がどの程度であるか、また、国家試験に向けたサポートがどのように行われているかは、入学前に確認しておきたいポイントです。

●学校施設《しせつ》の充実《じゅうじつ》度

学校施設《しせつ》として注目したいところは実習室です。〝最新〟とは言わないまでも、一般的《いっぱん》に使われている機械やシステムを備えた環境《かんきょう》であるかどうかを見学して見てみましょう。さまざまな機械や器具類を使って歯科補てつ物などの製作を学ぶ環境《かんきょう》は、設備が古すぎては就職した先との環境《かんきょう》と大きな差が出て、学校で学んで身につけた技術力を発揮しにくくなります。

ただ、その場にあるものが新しいものであるかどうかの判断は難しいところです。見学に付き添ってくれている学校のスタッフに率直に尋《たず》ねたり、インターネットなどで最新の歯科技工設備などを見ておくことで、どのような作業環境《かんきょう》が現在の主流であるのか、その雰囲気《ふんいき》なども見てイメージを描《えが》いておくとよいでしょう。

●通学のしやすさ

自宅から学校、そして学校の最寄り駅から学校までの距離《きょり》や乗り物の本数などを調べておきます。通学に時間がかかったり、交通の便が悪かったりしては学業に専念しにくく、経済的な負担もかかります。通学しやすい環境《かんきょう》であるかどうかを事前に確認しておきましょう。

歯科技工士の国家試験

学説と実技の2つの試験 学習の積み重ねが合格のカギ

〝国家試験対策講座〟で受験準備の総仕上げを

●国家試験の内容と合格に向けて

歯科技工士の国家試験は2016年より、全国統一で実施《じっし》されることになりました。それ以前は都道府県ごとに実施《じっし》されていたのですが、出題数や出題形式、出題の難易《なんい》度、試験時間などがそれぞれに大きく異なり、歯科技工士というひとつの国家資格であるにもかかわらず、どの地域で試験を受けたかによって質が異なる事態も起こり得る状態でした。しかし、全国統一国家試験となって、歯科技工士教育が一定基準となることはもちろん、教育レベルの向上にもつながったといわれます。

試験は毎年1回2月の終わりから3月の始めのどこか一日をかけて、学説試験と呼ばれる筆記試験と実地試験と呼ばれる実技試験が行われます。具体的な科目はつぎの通りです。

《学説試験》

①歯科理工学

②歯の解剖《かいぼう》学

③顎口腔《がくこうくう》機能学

④有床《ゆうしょう》義歯技工学

⑤歯冠《しかん》修復技工学

⑥矯正《きょうせい》歯科技工学

⑦小児歯科技工学

⑧関係法規

《実地試験》

歯科技工実技

試験は午前中から一日かけて行われます。

学説試験では前述の8科目について4肢選択《しせんたく》のマークシート方式で行われます。当然のことながら、これらの科目は学校で学ぶことばかりです。それまで授業で学んだことを復習しながら、出題傾向《けいこう》のポイントをいかに押《お》さえるかがコツになるでしょう。学校で行われる国家試験対策プログラムや模擬《もぎ》試験を利用しながら、教科書を再読したり、あらためてノートにまとめたり、とそれぞれに勉強の仕方を工夫しましょう。

実地試験では、出題された課題を決められた時間内に一定レベルのものに仕上げなくてはなりません。そのために、それまでの実習と練習の成果が問われます。

得意・不得意、器用・不器用ということよりも、それまでにどれだけ練習を積み重ねてきたか、その努力の成果が表れます。学校での実習にきちんと参加していることや、自己練習やインターンシップなどの経験も実技試験に活かされます。

合格基準は実地試験を含めた全科目の6割以上の得点で合格となり、資格が取得できます。

●国家試験受験の要領《ようりょう》

歯科技工士の国家試験は毎年1回、2月の終わりか3月の始めに実施《じっし》されます。

受験資格はつぎの4つです。

①文部科学大臣の指定した歯科技工士学校を卒業した者（卒業見込《みこ》みの者も含《ふく》む）
②都道府県知事の指定した歯科技工士養成所を卒業した者（卒業見込《みこ》みの者も含《ふく》む）
③歯科医師国家試験または歯科医師国家試験予備試験を受けることができる者

④外国の歯科技工士学校もしくは歯科技工士養成所を卒業、または外国において歯科技工士免許《めんきょ》を得た者で、厚生労働大臣が①または②に掲《かか》げる者と同等以上の知識および技能を有すると認めた者

試験の日程発表から試験・合格者の発表までのスケジュールはおおむね図表12のようになっています。

なお、試験の実施《じっし》に関する事務は指定試験機関として歯科医療振興財団という組織が国からの指定を受けて行っています。受験に必要な提出物はつぎの4つです。

①受験願書
②出願前6カ月以内に撮影した縦6㎝・横4㎝の顔写真
③卒業（見込《みこみ》）証明書
④受験手数料として3万円

右記の①から③の提出書類は指定期限までに郵便書留《かきとめ》で歯科医療振興財団に送付します。受験手数料は所定の振込用紙《ふりこみ》を用いて同財団の郵便局または銀行の口座に振り込《ふこ》みます。通常、養成校在学中の学生については、これらの手続きは学校側が一括《いっかつ》して行います。そのため、願書や受験票なども学校に歯科医療振興財団からまとめて送付されます。

なお、医師や看護師と同じように歯科技工士の場合も視覚に障害がある場合は資格取得

図表12 歯科技工士国家試験のスケジュール

	内容
前年 9 月初旬	官報*による試験日等の告示
前年 10 下旬	願書が学校・養成所へ送付
前年 11 月下旬	受験者の障がいの申出期日
12 月上旬	出願書類等の受付開始
12 月下旬	出願書類の受付期限
1 月下旬	受験票の投函
2 月上旬以降	受験票の到着
2 月中旬～ 3 月上旬	試験期日（当日）
3 月中旬	卒業証明書の提出期日
3 月下旬	合格者の発表

を認められませんが、聴覚《ちょうかく》障害の人は資格取得が認められています。受験にさいしては障害に応じた配慮《はいりょ》が図られるので、事前に歯科医療振興財団に申し出ることが必要です。

また、毎年、開催《かいさい》地や試験会場が異なります。そのため、しっかり朝の出発時間や試験会場への交通手段などを確認しておく必要があります。場所や交通手段、天候などの状況《じょうきょう》によって前日に会場近くに宿泊《しゅくはく》することも考え、準備することも心がけておくとよいでしょう。

＊官報とは国の公文書など公示事項を登載し周知を目的とした政府の機関紙。国立印刷局の掲示板や官報販売所の掲示板に掲示される。インターネットのウェブサイトからも閲覧できる。

歯科技工士の就職の実際

規模や内容、そして自分の未来像を考えて就職

歯科技工士の就職の現状

すでに述べているように、歯科技工士の数は全体としては減少傾向《けいこう》にあります。その内容をみると40歳《さい》以上の歯科技工士が全体の約3分の2を占《し》めるほどで、25歳《さい》未満の歯科技工士が特に不足しています。これは学校数や入学定員の減少、入学希望者の減少、4年制大学への進学率の上昇《じょうしょう》などが関係しているとみられています。

高齢《こうれい》社会の現在、若々しく人生を楽しみたいと考える高齢《こうれい》者は増え、入れ歯やインプラントを必要とする人は増加し、歯科技工現場で歯科技工士の需要《じゅよう》は高まっています。

その一方、現在主力として働いている40代以上の人たちが今後、現役を退いていく中で、それを引き継《つ》ぐ世代が少なく、社会の需要《じゅよう》に応えきれなくなってしまうことに、業界は強

い危機感を抱《いだ》いています。そのために作業環境《かんきょう》・労働条件などさまざまな改善・改革に乗り出し、積極的に若い歯科技工士の雇用《こよう》に臨んでいます。

こうした現状において歯科技工士に対する求人はほかの職種に比べて多く、求人件数も増える傾向《けいこう》にあって、就職はしやすい状況《じょうきょう》です。

主な就職先としては、歯科技工所と歯科診療《しんりょう》所や病院の院内歯科技工室です。これらの働く環境《かんきょう》にはつぎのような特徴《とくちょう》があります。それぞれの特徴《とくちょう》を把握《はあく》したうえで、見学やインターンシップなどを行うと、自分の向き・不向きがわかりやすく、就職活動に役立つでしょう。

歯科技工士の就職活動

歯科技工士の就職先の大半を占《し》める歯科技工所と歯科医院などの院内歯科技工室には、つぎのような特徴《とくちょう》があります。

《歯科技工所》

・経営者が一人だけで営んでいるところから、複数名の歯科技工士が勤務するところ、そして何百人もの歯科技工士を雇用《こよう》しているところと、その規模はさまざま。多く見られるのは、1〜5人くらいまでの歯科技工所。
・業務は担当制の職場と分業制の職場がある。
―担当制―
・いろいろな歯科補てつ物などを最初から最後まで一人で作るので、技術を習得しやすい。
・同じようにまわりにいる先輩《せんぱい》歯科技工士もいろいろなものの技工を経験しているので、教えてもらいやすい。
・さまざまな種類の仕事を経験できるので、スキルアップが早く比較《ひかく》的転職もしやすい。
・一人ですべてを行うため、労働時間が長くなりがち。
・自分自身で作業計画をしっかり組まないと、休憩《きゅうけい》や休みがとりにくくなることがある。
―分業制―
・労働時間が比較《ひかく》的きちんと区切られているところが多い。
・休暇《きゅうか》等が担当制よりもとりやすい。
・ひと通りの技術を経験して覚えるまでに時間がかかる。
《歯科医院・病院などの院内歯科技工室》
・個人経営の歯科医院の場合は、歯科技工士は1〜2名のところが多く、経営者はほとんどの場合、その診療所《しんりょうじょ》の院長。

・患者《かんじゃ》さんと直接かかわる機会が多い。
・歯科医師が身近にいるので歯科技工について綿密に打ち合わせができる。
・歯科技工士が自分一人だけの職場では、技工技術について身近に相談できる人がいない。

では、具体的にはどのように就職活動をしているかというと、他業種と大きな違《ちが》いはないようで、歯科衛生士のページ（122〜124ページ参照）で述べたことと同じことが言えます。

また歯科技工士の学生の中には、見学やインターンシップで現場の作業パースや雰囲気《ふんいき》を肌《はだ》で感じたりして、就職活動の参考にしています。そういったことからインターンシップなどでお世話になった歯科技工所に就職する人も少なくはありません。職場の雰囲《ふんい》気《き》がわかっていること、そこで働いている先輩《せんぱい》歯科技工士の人柄《ひとがら》もわかっていることから安心して就職できるといいます。同じような理由から、就職活動ではインターンシップや職場見学など積極的に行うとよいでしょう。

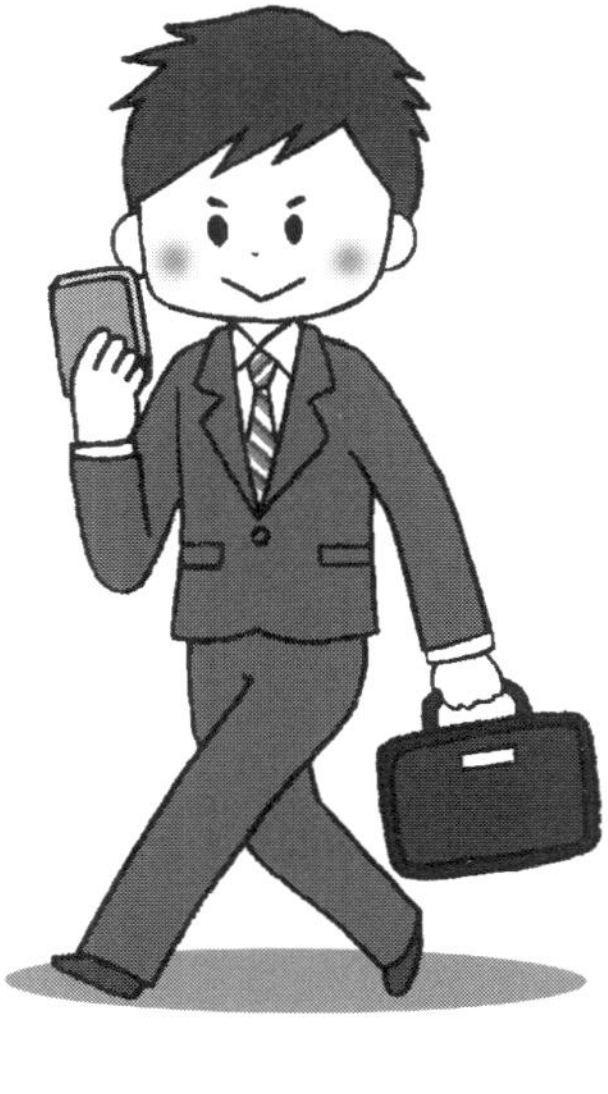

フローチャート　歯科衛生士

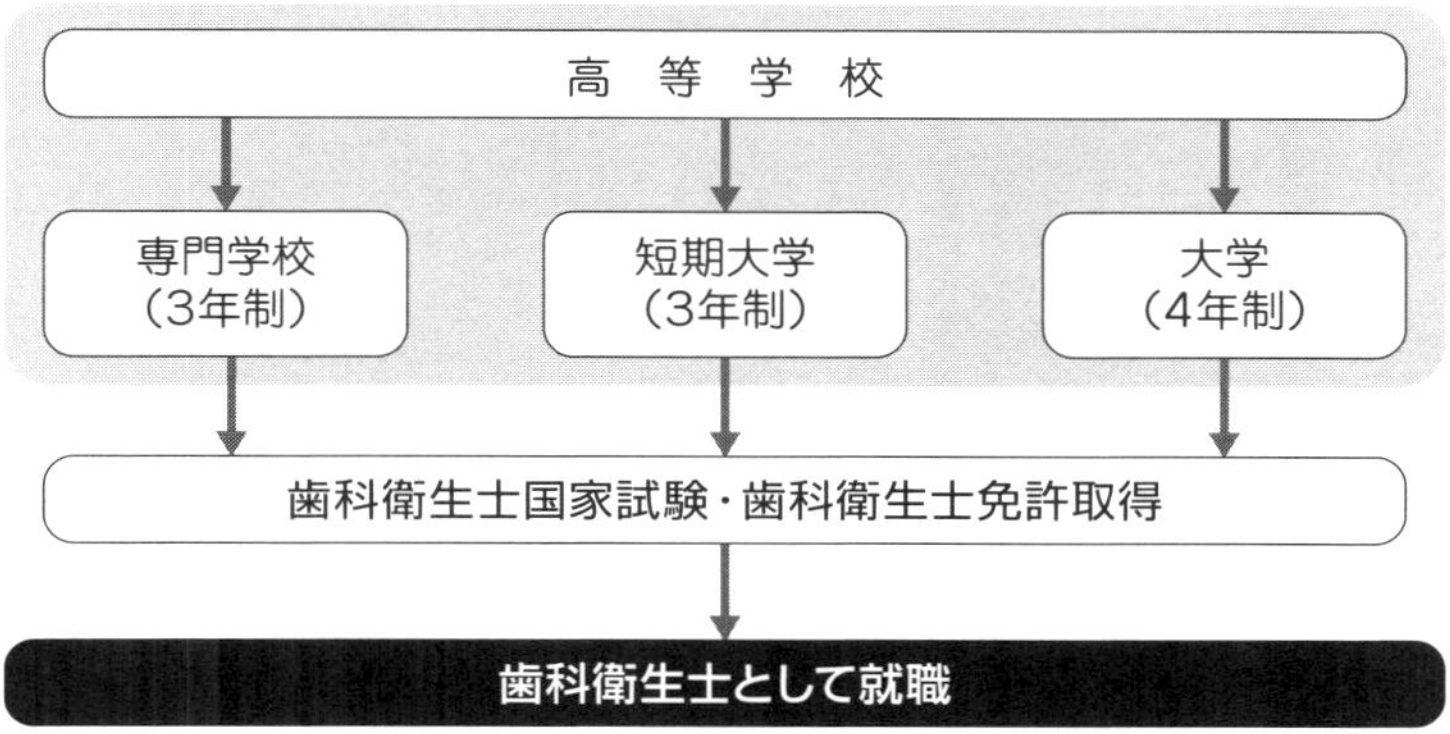

フローチャート　歯科技工士

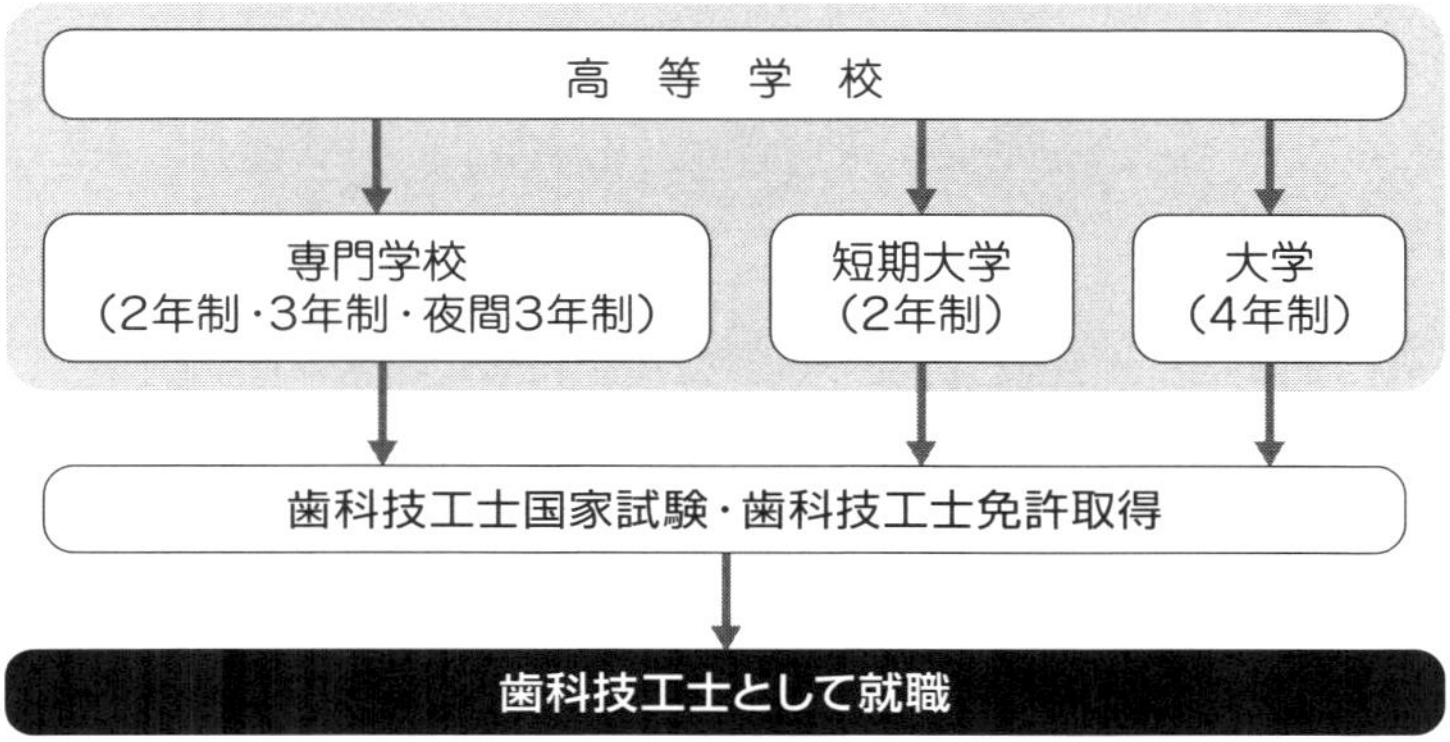

※免許取得後のスキルアップ

日本歯科技工士会、日本歯科衛生士会などの生涯研修制度や認定制度を利用して、専門職としての知識と技術を向上できます。

なるにはブックガイド

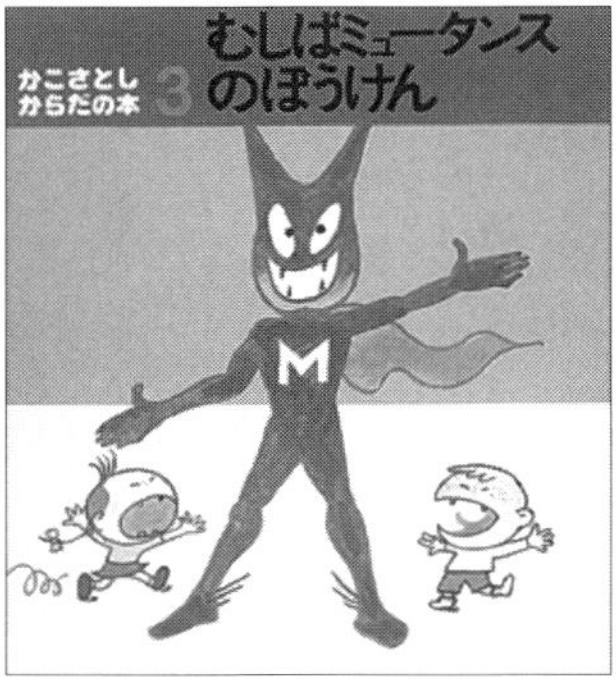

**『かこさとし からだの本(3)
むしばミュータンスのぼうけん』**

かこさとし作・絵
童心社

むし歯の原因となるミュータンス菌をヒールな主人公にしたて、子どもたちに虫歯になることを勧めるストーリー。大人もついつい引き込まれ、「そういうことか！」とむし歯の根本原因を再認識させてくれる絵本。

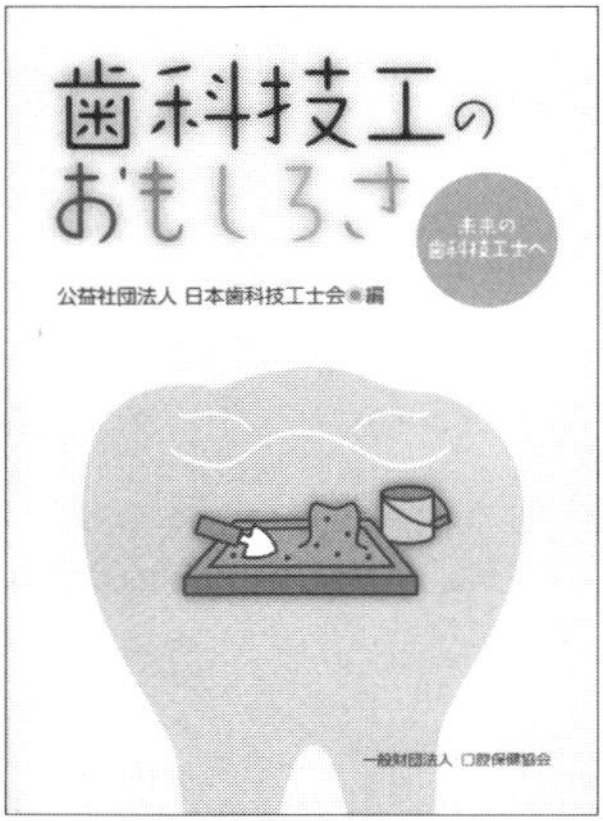

**『歯科技工のおもしろさ
未来の歯科技工士へ』**

日本歯科技工士会編
口腔保健協会

歯科技工の職業紹介とともに、現役の歯科技工士たちがそれぞれの体験を通じて感じた歯科技工のおもしろさや大変さなどの体験記が掲載されている。歯科技工の世界を知るプロローグとしての一冊。

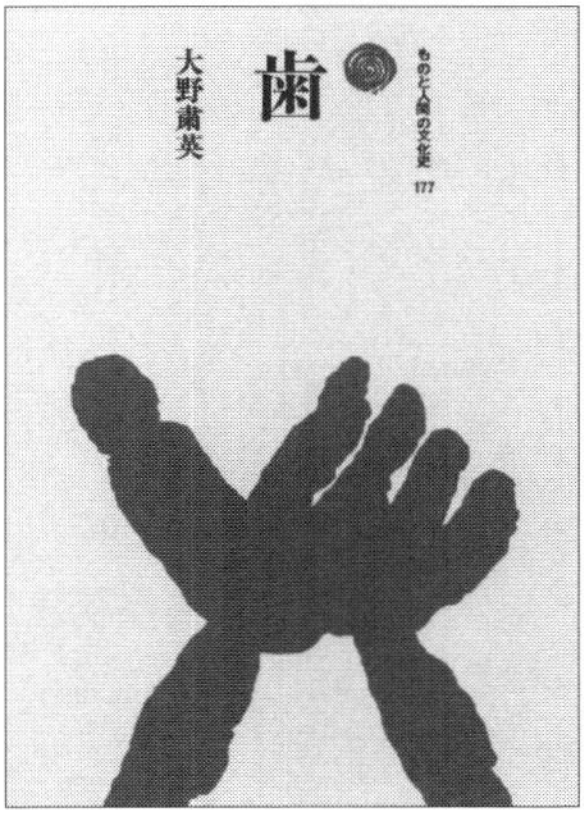

『歯（ものと人間の文化史）』
大野肅英著
法政大学出版局

歯科医療の変遷や予防へと重点が置かれていくこれからの歯科医学の話とともに、歯を抜く風習やお歯黒、昔の歯みがきなど、歯科領域のトリビア的内容にもふれ、さまざまな角度から“歯”への興味をそそる。

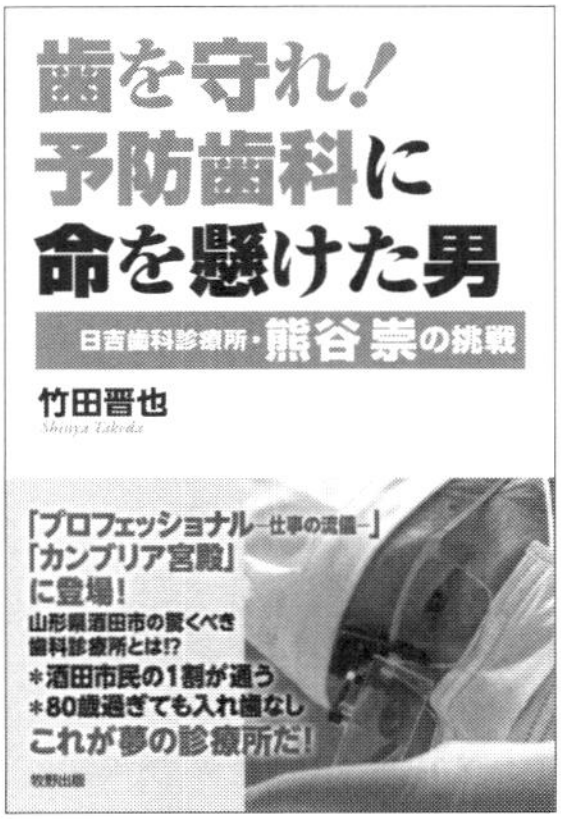

『歯を守れ！予防歯科に命を懸けた男 日吉歯科診療所・熊谷崇の挑戦』
竹田晋也著
牧野出版

治療よりも予防、そして予防のための患者教育を徹底して行っている歯科医・熊谷崇氏を取材したテレビ制作に携わる著者が、その過程を書き綴った一冊。歯を守るために大切なことを伝えてくれる。

職業MAP！ 興味があるのはどの仕事？

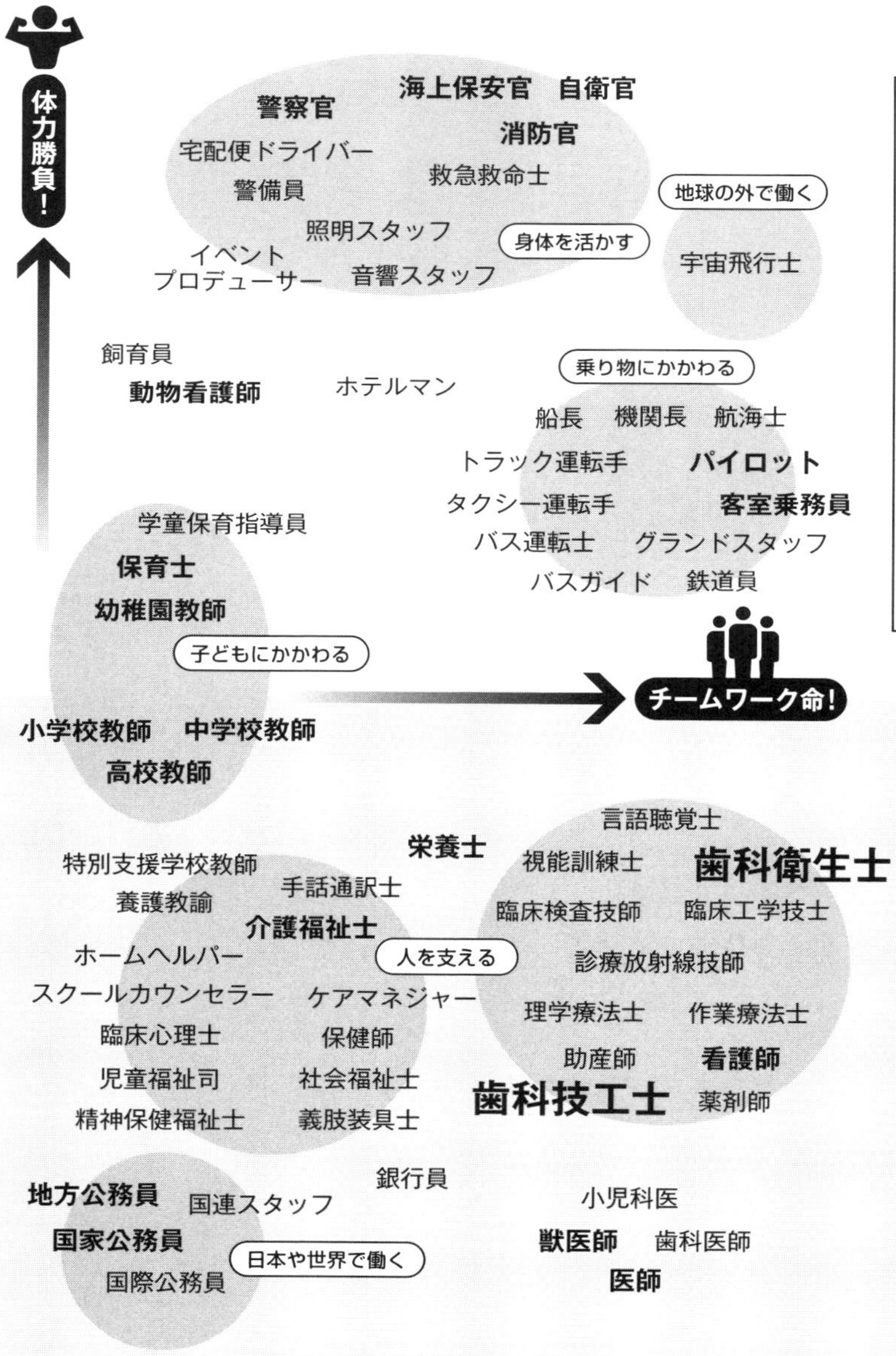

体力勝負！
チームワーク命！
身体を活かす
海上保安官
自衛官
警察官
消防官
宅配便ドライバー
救急救命士
警備員
照明スタッフ
イベントプロデューサー
音響スタッフ
地球の外で働く
宇宙飛行士
飼育員
動物看護師
ホテルマン
乗り物にかかわる
船長
機関長
航海士
トラック運転手
パイロット
タクシー運転手
客室乗務員
バス運転士
グランドスタッフ
バスガイド
鉄道員
学童保育指導員
保育士
幼稚園教師
子どもにかかわる
小学校教師
中学校教師
高校教師
言語聴覚士
栄養士
視能訓練士
歯科衛生士
特別支援学校教師
手話通訳士
養護教諭
臨床検査技師
臨床工学技士
介護福祉士
ホームヘルパー
人を支える
診療放射線技師
スクールカウンセラー
ケアマネジャー
理学療法士
作業療法士
臨床心理士
保健師
助産師
看護師
児童福祉司
社会福祉士
歯科技工士
薬剤師
精神保健福祉士
義肢装具士
銀行員
地方公務員
国連スタッフ
小児科医
国家公務員
獣医師
歯科医師
日本や世界で働く
国際公務員
医師

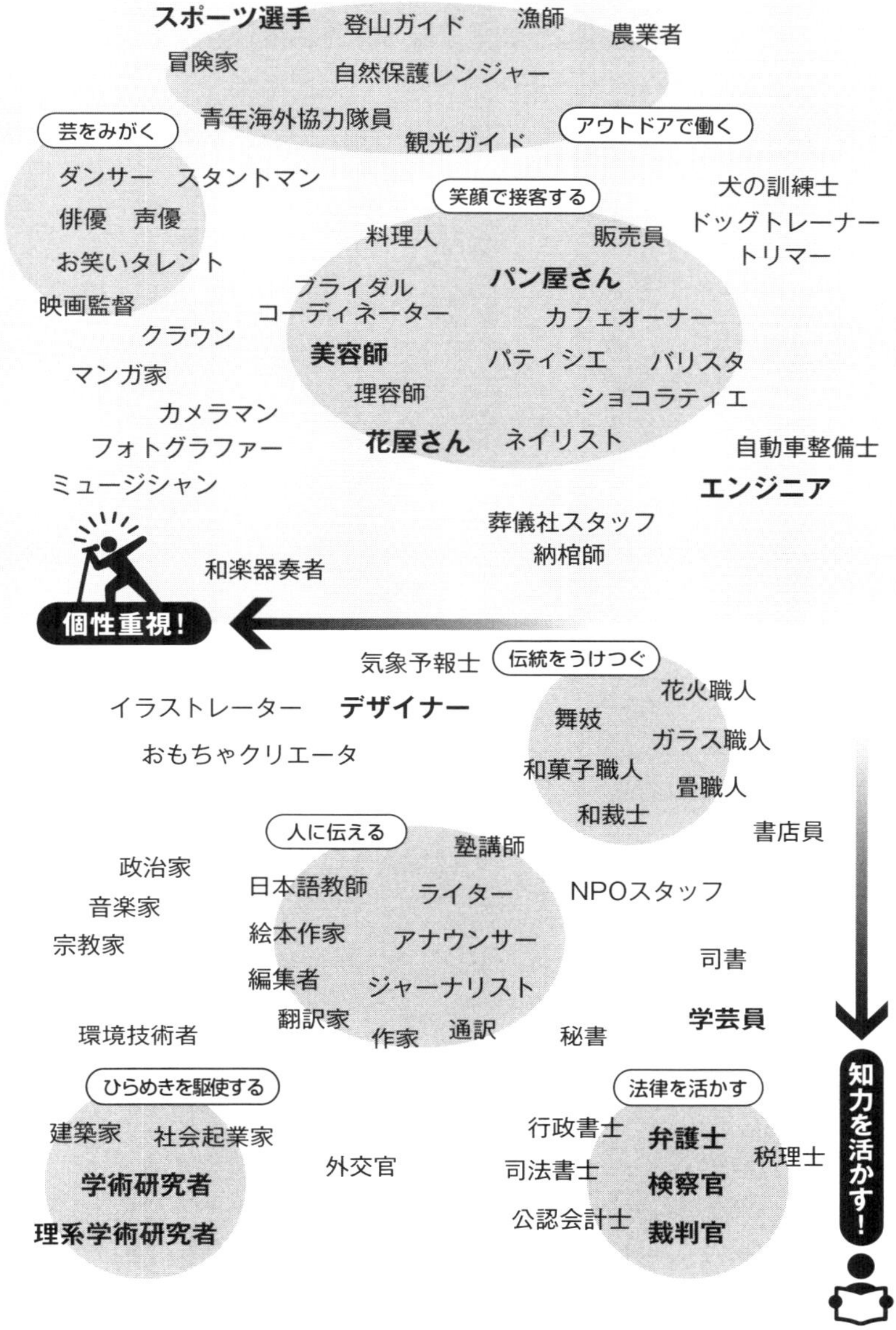
スポーツ選手
登山ガイド
漁師
農業者
冒険家
自然保護レンジャー
青年海外協力隊員
観光ガイド
アウトドアで働く
芸をみがく
ダンサー
スタントマン
俳優
声優
お笑いタレント
映画監督
クラウン
マンガ家
カメラマン
フォトグラファー
ミュージシャン
和楽器奏者
笑顔で接客する
料理人
販売員
パン屋さん
ブライダルコーディネーター
カフェオーナー
美容師
パティシエ
バリスタ
理容師
ショコラティエ
花屋さん
ネイリスト
犬の訓練士
ドッグトレーナー
トリマー
自動車整備士
エンジニア
葬儀社スタッフ
納棺師
個性重視！
気象予報士
伝統をうけつぐ
花火職人
舞妓
ガラス職人
和菓子職人
畳職人
和裁士
イラストレーター
デザイナー
おもちゃクリエータ
書店員
人に伝える
塾講師
政治家
音楽家
宗教家
日本語教師
ライター
絵本作家
アナウンサー
編集者
ジャーナリスト
翻訳家
作家
通訳
NPOスタッフ
司書
学芸員
秘書
環境技術者
ひらめきを駆使する
建築家
社会起業家
学術研究者
理系学術研究者
外交官
法律を活かす
行政書士
弁護士
税理士
司法書士
検察官
公認会計士
裁判官
知力を活かす！

付録　全国歯科衛生士・歯科技工士養成施設の情報

※受験のさいは詳細を各学校にお問い合わせください。

歯科衛生士養成学校一覧

https://www.jdha.or.jp/dh/01_hokkai.html

※全国の専門学校と大学、短期大学が都道府県別に掲載されていて、各学校のサイトがあれば、そこにリンクが貼られています。

歯科技工士教育機関一覧

http://www.nichigi.or.jp/about_shikagikoshi/gakkouitiran.html

※全国の専門学校と大学、短期大学があり、各学校のサイトがあれば、そこにリンクが貼られています。

おわりに

私はこの本の執筆《しっぴつ》を引き受け、歯科衛生士や歯科技工士の方々が働く現場にうかがい、お話を聞くことで、その仕事の一部しか知らないでいたことに気づかされました。そして新たな発見をし、それぞれの職業に対する認識が深まりました。

歯科衛生士に対しては、歯科医師の診療《しんりょう》の補助をしたり、指示を受けて口腔《こうくう》ケアを行ったりする、という程度の知識でした。それに間違《まちが》いはないのですが、口腔《こうくう》ケアでは専門的な視点を生かして患者《かんじゃ》さんの状態を評価し、どのようなケアをするべきかを判断し、実行するという自律した仕事をしています。さらに行政での予防活動、在宅診療《しんりょう》における訪問活動や医科と歯科を結ぶコーディネーターとしての働きなど、幅《はば》広い分野でその専門性と独自性を発揮しています。

ある歯科技工士の方からは「1個の歯を作り上げるとき、動物のテンの毛で作った細い長さ数ミリの筆を使って、少しずつ歯科材料を塗《ぬ》り重ねて仕上げていく」という話をうかがい、その緻密《ちみつ》な作業に驚《おどろ》きました。そして機械化が進んでも、最後はこの一筆のように、歯科技工士の手技《てわざ》が加わることで私たちにとって快適で安心なものが作られることを確信しました。歯科技工士は直接患者《かんじゃ》さんと接する機会は少ないのですが、これだけ緻密《ちみつ》な仕事をする視点で、実際に自分の歯並びや歯の状態を観てもらえたら、歯科医療《いりょう》は患者《かんじゃ》にとってもっとよいものになるのではないだろうか、そんなことも思いました。

いま、歯科衛生士は治療《ちりょう》から予防へ、診療《しんりょう》所から患者《かんじゃ》さんのもとへ、歯科技工士はCAD／CAMシステムなどのIT機器普及にともなう労働環境《かんきょう》の変化など、いずれも大きな過渡期を迎えています。見方を変えると、そういった状況は働く環境《かんきょう》や条件をよりよいものに変えられる大きな変革の時、ともいえるでしょう。実際に現在、活躍している歯科衛生士や歯科技工士の人たちは日々の業務を行いながら自分たちのスキルを高め、可能性の広がりを模索《もさく》し、働く環境《かんきょう》や条件をさらに高めていこうと奮闘《ふんとう》しています。

歯科医療《いりょう》を受ける患者《かんじゃ》として、そして私は看護師の資格をもって活動している者として、歯科衛生士と歯科技工士の方々には大きな期待を寄せ、応援《おうえん》する気持ちでいっぱいです。この本を手にしたみなさんが、それぞれの職業に対する理解を深め、この道を選び、チーム医療《いりょう》の一員として私たちの健康を支えてくださるようになったら幸いです。

なお本書をまとめるにあたって、取材にご協力くださった歯科衛生士・歯科技工士の方々、公益社団法人日本歯科衛生士会、公益社団法人日本歯科技工士会に心より感謝申し上げます。

宇田川廣美

［著者紹介］

宇田川廣美（うだがわ　ひろみ）

1959年、神奈川県生まれ。東京警察病院看護専門学校を卒業後、看護師として臨床、予防医学分野に勤務。その後、フリーライターとして医療・看護・健康分野で取材・執筆にあたる。共著書『看護《真実》辞典 TRUTH 常識をこえるための53のキーワード』（ライフサポート社）のほか、三宅貴夫・堀内園子・内田勝也共著『病気を生きぬく① ＜医師＞ ＜看護師＞ ＜患者・家族＞による認知症の本』（岩波書店）、『看護師になるには』（ぺりかん社）のインタビュー記事執筆、川島みどり著『看護技術の基礎理論』（ライフサポート社）の編集協力などを行う。

歯《し》科《か》衛《えい》生《せい》士《し》・歯《し》科《か》技《ぎ》工《こう》士《し》になるには

2017年　2月10日　初版第1刷発行
2018年　3月25日　初版第2刷発行

著　者　　宇田川廣美
発行者　　廣嶋武人
発行所　　株式会社ぺりかん社
〒113-0033　東京都文京区本郷1-28-36
TEL 03-3814-8515（営業）
03-3814-8732（編集）
http://www.perikansha.co.jp/
印刷所　　大盛印刷株式会社
製本所　　鶴亀製本株式会社

ISBN978-4-8315-1458-5　Printed in Japan

143 理系学術研究者になるには
佐藤成美（サイエンスライター）著
❶研究する日々の喜び！
❷理系学術研究者の世界［学術研究者と論文、理系の学問と研究分野、研究施設のいろいろ、生活と収入他］
❸なるにはコース［適性と心構え、理系学術研究者への道他］
☆

大学学部調べ 看護学部・保健医療学部
松井大助（教育ライター）著
❶看護学部・保健医療学部はどういう学部ですか？
❷どんなことを学びますか？
❸キャンパスライフを教えてください
❹資格取得や卒業後の就職先は？
❺めざすなら何をしたらいいですか？
☆☆☆

大学学部調べ 理学部・理工学部
佐藤成美（サイエンスライター）著
❶理学部・理工学部はどういう学部ですか？
❷どんなことを学びますか？
❸キャンパスライフを教えてください
❹資格取得や卒業後の就職先は？
❺めざすなら何をしたらいいですか？
☆☆☆

大学学部調べ 社会学部・観光学部
中村正人（ジャーナリスト）著
❶社会学部・観光学部はどういう学部ですか？
❷どんなことを学びますか？
❸キャンパスライフを教えてください
❹資格取得や卒業後の就職先は？
❺めざすなら何をしたらいいですか？
☆☆☆

大学学部調べ 文学部
戸田恭子（フリーライター）著
❶文学部はどういう学部ですか？
❷どんなことを学びますか？
❸キャンパスライフを教えてください
❹資格取得や卒業後の就職先は？
❺めざすなら何をしたらいいですか？
☆☆☆

67 理学療法士になるには
丸山仁司（国際医療福祉大学教授）編著
❶機能回復に向けて支援する！
❷理学療法士の世界［理学療法の始まりと進展、理学療法士の仕事、理学療法士の活躍場所、生活・収入］
❸なるにはコース［養成校について、国家試験と資格、就職とその後の学習］
☆

97 作業療法士になるには
濱口豊太（埼玉県立大学教授）編著
❶作業活動を通じて社会復帰を応援する！
❷作業療法士の世界［作業療法の定義と歴史、作業療法の実際、生活・収入］
❸なるにはコース［適性と心構え、養成校について、国家試験、就職について］
☆

90 動物看護師になるには
井上こみち（ノンフィクション作家）著
❶ペットの命を見つめ健康をささえる
❷動物看護師の世界［動物看護師とは、動物看護師の仕事、生活と収入、動物看護師のこれから］
❸なるにはコース［適性と心構え、養成学校で学ぶこと、資格、就職］
☆☆☆

34 管理栄養士・栄養士になるには
藤原眞昭（群羊社代表取締役）著
❶“食”の現場で活躍する
❷管理栄養士・栄養士の世界［活躍する仕事場、生活と収入、将来性他］
❸なるにはコース［適性と心構え、資格をとるには、養成施設の選び方、就職の実際他］／養成施設一覧
☆

144 気象予報士・予報官になるには
金子大輔（桐光学園教員・気象予報士）著
❶気象予報の現場から
❷気象予報士・予報官の世界［天気予報とは、気象予報の歴史、気象予報の仕事、生活と収入、将来］
❸なるにはコース［適性と心構え、気象予報士試験、就職の実際他］
☆